DURCH DIE
HÖLLE
ZUM
GLÜCK

TANJA SZEWCZENKO

DURCH DIE
HÖLLE
ZUM
GLÜCK

**Meine Kinder-
wunschbehandlungen,
Fehlgeburten und
warum ich nie
aufgegeben habe**

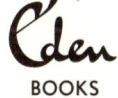

BOOKS

INHALT

WARUM ICH DIESES BUCH GESCHRIEBEN HABE

Ich hatte nie eine Vorstellung davon, wie das mit dem Kinderkriegen bei mir laufen würde.

Natürlich kannte ich schon als junger Mensch die Begriffe »Fehlgeburt« und »künstliche Befruchtung«, aber was das für eine Frau physisch und psychisch bedeutet, war mir nicht im Entferntesten klar.

Dass diese Probleme mich betreffen könnten? Nein, das habe ich nicht unbedingt erwartet, weil ich auch hier zu den Unwissenden gehörte. Mir war überhaupt nicht bewusst, wie viele Frauen Fehlgeburten erleiden, und noch weniger wusste ich, wie viele Frauen und Paare sich Unterstützung in den sogenannten Kinderwunschzentren suchen müssen, um überhaupt eine Chance auf ein Kind zu haben.

Aber warum wusste ich von alldem nichts? War ich zu oberflächlich, hatte ich nicht richtig zugehört?

Nein. Das war es nicht. Es gibt in dieser Hinsicht nicht viel zum Zuhören, weil nur wenige darüber sprechen. Das Tabuthema Fehlgeburt findet in unserer Gesellschaft zwar mittlerweile Gehör, aber schlussendlich immer noch zu wenig. Die sozialen Medien, in denen ich mich seit geraumer Zeit intensiv bewege, bieten heutzutage eine gute Plattform, um zu berichten, was einem aktuell im Leben passiert oder passiert ist. Aber dieses Medium ist viel zu schnelllebig und hat unter den Fotos, die natürlich im Vordergrund stehen sollen, einfach zu wenig Textfläche, um beispielsweise die Bedeutung einer Fehlgeburt auch nur im Ansatz erklären zu können. Trotzdem bin ich genau dort auf viele Leidensgenossinnen gestoßen und habe unzählige Nachrichten zum Thema erhalten. Schnell wurde mir klar, dass nicht nur ich das Bedürfnis habe, mich mitzuteilen, sondern auch ganz viele andere Frauen.

Außerdem standen unzählige Fragen im Raum, von Frauen, die gerade ihre Kinderwunschreise antraten oder vor Kurzem angetreten hatten. Hier rutschte auch das zweite Thema, die künstliche Befruchtung, in den Fokus. Ich persönlich finde, dass dies ein noch größeres Tabu ist. Bis ich mich selbst damit auseinandersetzen musste, wusste ich wenig bis gar nichts darüber. Die Welt der künstlichen Befruchtung ist facettenreich, genau wie die Erkrankungen der Menschen, die auf diese Unterstützung angewiesen sind.

Ich spreche bewusst von »Erkrankungen«, denn sich bei einem unerfüllten Kinderwunsch Hilfe zu holen, hat nichts mit Versagen oder Unfähigkeit zu tun. In fast allen Fällen liegt ein gesundheitlicher Defekt vor, für den jeder Einzelne nichts kann – egal ob Frau oder Mann. Die Reproduktionsmedizin ermöglicht es Paaren, über einen kleinen oder größeren Umweg, ein Kind zu bekommen. Nicht mehr und nicht weniger. Natürlich kann auch hier niemand Wunder vollbringen, denn am Ende entscheidet – so hart das klingen mag – immer die Natur.

Das hat sie übrigens auch bei mir getan. Im Positiven wie im Negativen. Meine Reise dauerte mehr als fünf Jahre, und ich hätte mir all das, was geschah, niemals so ausmalen können. Ich habe in dieser Zeit viel gelernt, über mich, über das Leben, über die Themen Fehlgeburt und künstliche Befruchtung, und deswegen möchte ich meine Geschichte jetzt gern mit euch teilen. Egal ob ihr euch gerade selbst auf der Reise befindet, sie hinter euch habt, jemanden kennt oder einfach nur wissbegierig seid. Ich hoffe, dass meine Geschichte aufklärt, eine Stütze für Leidensgenossinnen ist und dazu beiträgt, die Gesellschaft ein wenig mehr für beide Themen zu sensibilisieren.

Eure Tanja

ICH UND KINDER?

Kaum zu glauben, aber es gab eine Zeit, in der ich mir gut vorstellen konnte, ein Leben ohne eigene Kinder zu führen. Ich hatte nicht diesen typischen Fortpflanzungsplan wie die meisten Frauen. Viele wünschen sich bereits in jungen Jahren eine Familie mit zwei bis drei Kindern, vielleicht noch einen Hund dazu, nebst Haus und Garten. Für einen großen Teil der Menschen das Ziel ihres Lebens, der Sinn des Lebens. Die Krönung. Eine Familie gründen. Mama sein.

Ich fand Kinder immer schon niedlich und arbeitete zeitweise auf dem Eis als Trainerin mit den Kleinen, was mir auch unheimlich viel Spaß bereitete. Wo immer ich auf Kinder traf, wurde ich schnell ihre beste Freundin. Sie vertrauten mir und wollten mir unbedingt ihre Welt zeigen. Ich war eine gute Spielgefährtin und hatte Spaß dabei, selbst noch mal »Kind« zu sein, ging aber aus diesen Begegnungen nie mit Wehmut oder der Sehnsucht nach eigenen Kindern heraus. Mein Lebensplan war karriereorientiert. Das war lange Zeit meine Vorstellung von Glück.

Ich wollte hoch hinaus: Eiskunstlaufen, Schauspiel, Fernsehpräsenz. Mein Terminkalender war jahrelang randvoll. Es gab kaum bis gar kein Privatleben. Ich lechzte nach positivem Stress und war definitiv ein Workaholic. Wer rastet, der rostet. Von nichts kommt nichts. Meine Motto-Liste für eine erfolgreiche Karriere war lang. Ich hatte kein Problem damit, auf Urlaub, soziale Kontakte oder Freizeit zu verzichten, da es keinen Verzicht für mich bedeutete. Ich lebte meinen Traum und war erfüllt von allen Erlebnissen und Erfahrungen, die dieser mit sich brachte.

Schon als Jugendliche war ich ständig unterwegs, bereiste die ganze Welt, um mich in meinem Sport zu messen, und nahm zig Einladungen im In- und Ausland an. Mit 23 Jahren allerdings zwangen mich anhaltende Verletzungen in die Knie, und es war an der Zeit, sich neu zu orientieren. Das Kapitel Eiskunstlaufen wurde geschlossen. Ich hatte zu diesem Zeitpunkt zwar eine Partnerschaft, aber wir bastelten in keiner Weise an einer gemeinsamen Zukunft oder zogen es in Erwägung, uns zu vermehren. Es wäre mir überhaupt nicht in den Sinn gekommen.

Auch in den folgenden Jahren schraubte ich weiter an meiner Karriere, wechselte zum Schauspiel und lernte einen neuen Partner kennen. Die Einstellung blieb allerdings die alte. Kein Interesse an Familienplanung oder Nestbau. Ich hatte genug mit mir selbst zu tun, war erfolgreich in meinem Tun und vermisste nichts. Ich konnte mir nicht vorstellen, wie ich mich um ein Kind kümmern sollte, und war auch der Überzeugung, dass mir dazu wahrscheinlich die Fähigkeiten fehlten. Kinder waren toll, solang man sie wieder abgeben konnte.

Während ich das gerade einhändig aufschreibe – im anderen Arm liegt mein zehn Monate alter Sohn Leo, und sein Zwillingsbruder Luis schläft im Kinderwagen –, bekomme ich das Gefühl, ich würde über einen gänzlich anderen Menschen schreiben. Bin das wirklich ich? Oder besser, war das wirklich ich? Hatte ich damals mein Herz für eine eigene Familie verschlossen, weil es in der unseren nicht ganz so glattgelaufen war, oder war ich schlicht und ergreifend einfach noch nicht so weit gewesen? Mit Mitte bis Ende zwanzig setzen schließlich viele junge Frauen ihren Fortpflanzungsplan in die Tat um.

Das Thema Kinderkriegen rückte unfreiwillig in meinen Fokus, als ich mit dreißig Jahren gynäkologisch erkrankte. Ein

Abstrich beim Frauenarzt war auffällig. Ich hatte eine HPV-Infektion (Humane Papillomviren) mit der Diagnose Pap IIID. Das bedeutet, man hatte an meinem Gebärmutterhals, direkt auf dem Muttermund, anormale Zellveränderungen (Dysplasien) entdeckt. Der Anruf meiner damaligen Frauenärztin erreichte mich in der Garderobe eines Theaters, ziemlich genau fünf Minuten, bevor ich als ein schräges, leicht verrücktes dänisches Au-pair-Mädchen voller Lebensfreude auf die Bühne stürmen sollte.

»Das ist noch kein Grund zur Sorge. In den meisten Fällen bildet es sich von selbst zurück, aber wir müssen das im Auge behalten«, schallte es aus meinem Handy.

Ich hatte überhaupt keine Ahnung, was diese Diagnose bedeutete und was das überhaupt für eine Infektion sein sollte. »Welche Folgen kann denn diese Infektion haben?«, hörte ich mich fragen.

»Im schlimmsten Fall kann Gebärmutterhalskrebs entstehen. Aber wie gesagt, momentan gibt es noch keinen Grund zur Sorge.«

Dieser Abend auf der Bühne war schwierig. Tausend Gedanken schossen mir durch den Kopf. Meine Oma hatte wegen Krebs ihre Gebärmutter verloren. Zum Glück erst nach Abschluss der Familienplanung. Was, wenn das nicht von selbst wieder weggehen würde?

Leider musste ich diese bittere Erfahrung dann einige Zeit später tatsächlich machen. Es wollte nicht ausheilen. Ich wurde zur Dysplasiesprechstunde eines Experten geschickt, wo die Dysplasien – die Zellveränderungen am Muttermund – mittels eines Kolposkops, also eines gynäkologischen Mikroskops, genauer unter die Lupe genommen wurden. Nach der

Gebärmutterhalsspiegelung stand fest, dass sich die anormale Zellveränderung sogar weiter verschlechtert hatte. Pap IV, Krebsvorstufe.

Es wurde mir zu einer Konisation geraten. Dabei wird ein kleiner Gewebezylinder aus dem Muttermund geschnitten, um das anormal veränderte Gewebe zu entfernen. Der Arzt war zuversichtlich, dass wir das in den Griff bekommen würden. Außerdem erwähnte er, dass es danach auch weiterhin möglich sei, Kinder zu kriegen.

Kinder? Ich dachte eigentlich gerade vorrangig an mich. Ich wollte gesund sein. Zu diesem Zeitpunkt spielte ich die Hauptrolle in einer täglichen Fernsehserie. Ausfälle konnte ich mir nicht leisten. Ich hatte keine Zeit zum Kranksein oder gar für eine OP.

Offiziell ging ich also in Urlaub und wurde erfolgreich operiert. Danach sollte ich mich einige Tage lang erholen. Tage, in denen ich das erste Mal seit Langem Zeit zum Nachdenken hatte. Mir wurde bewusst, dass der Krebs bei mir angeklopft hatte. Bislang hatte mein Körper die Tür für ihn zwar nicht geöffnet, aber das konnte jederzeit passieren. Zwar kann man diese Art Krebs, wenn man ihn früh entdeckt, gut behandeln, indem man zur Not die Gebärmutter entfernt. Aber damit wird einem natürlich ein für alle Mal die Möglichkeit, Kinder zu bekommen, genommen. Dieser Gedanke machte mich traurig. Ich spürte das erste Mal, dass mir das Thema »eigene Kinder« nicht vollends egal war.

Beim Nachsorgetermin und den Kontrolluntersuchungen in den folgenden Monaten begegnete ich in der Frauenarztpraxis immer wieder schwangeren Frauen, die glücklich mit ihren kugelrunden Bäuchen im Wartezimmer saßen, während ich angespannt hoffte, dass an meinem Muttermund alles wieder in Ordnung wäre. Ich hatte mich entschieden, weiterhin Patientin des Arztes zu bleiben, der mich operiert hatte. Bei einem Termin ertappte ich mich dabei, wie ich eine Schwangere, die im Wartezimmer an mir vorbeilief, beobachtete und dabei dachte, dass ich auch gern mal wegen »so was« zum Frauenarzt gehen würde anstatt mit einer Krankengeschichte. Das war im Sommer 2008.

Nur braucht es ja für »so was« auch einen Partner, der »so was« im besten Fall auch möchte. An diesem Punkt war ich nicht. Aber: Ich war im Sommer 2008 gerade dabei, mich zu verlieben. In Norman. Wir arbeiteten seit geraumer Zeit gemeinsam auf dem Eis als Paarläufer und drehten zusammen für die tägliche Serie. Schon seit Jahren kannten wir uns flüchtig durch diverse Wettkämpfe und von Trainingsstätten, hatten uns aber nie füreinander interessiert. Da mussten wir wohl erst mal jeder für sich erwachsen werden. Außerdem hatte ich nie vorgehabt, in einem Eiskunstläufer den Partner fürs Leben zu finden. Ich wünschte mir eigentlich einen Mann, der mein Leben mit anderen Themen bereichert, ich wollte immer schon über den Tellerrand hinausschauen. Aber erstens kommt es anders und zweitens als man denkt. Wenn ich von meinem Schreibplatz aufschaue, sehe ich, wie der Eiskunstläufer gerade einen weinenden Leo ins Bett trägt.

Zu meinem Glück beruhte das Paarungsinteresse auf Gegenseitigkeit, und wir schlitterten in eine anfänglich turbulente Beziehung. Wir standen gemeinsam vor der Kamera, trainierten zusammen, liefen für eine große Eis-Show und wurden europaweit zu Eiskunstlauf-Events eingeladen. Ein Leben auf der Überholspur. Dafür stieg ich sogar bei der Serie aus. Ich hatte mit Norman nun einen Seelenverwandten an meiner Seite, mit dem ich meine Passion, das Eiskunstlaufen, noch mal völlig neu entdecken konnte, in der Liebe wie auch als Paarlaufpaar!

Wir verlagerten unseren Wohnsitz nach Dortmund, um zwischen den Shows optimal trainieren zu können. Im Spätsommer 2009 hatte ich außerdem ein ziemlich tolles Projekt nebenbei in Arbeit: Ich schrieb an einem Kinderbuch, die Idee dazu war aus einer Karikatur meiner Wenigkeit entstanden. Es war mir ein persönlicher Herzenswunsch, der kleinen Buchheldin Kiki Kufenflitzer eine Plattform in der Bücherwelt zu geben. Hierzu planten Norman und ich viele kleine Auftritte auf den Eisflächen der deutschen Weihnachtsmärkte und in Buchhandlungen. Unsere Zielgruppe, natürlich, waren Kinder. Und diese Kinder erreichten wir auch. Sie bestaunten unser Können, wir spielten mit ihnen auf dem Eis, und ich las ihnen aus meinem Buch vor. Dabei konnte ich immer wieder aus dem Augenwinkel beobachten, wie toll Norman mit Kindern umgehen kann.

Und dann hatte ich eines Tages diesen Blitzgedanken während eines Trainings in Dortmund, als Norman bei einer Vorübung für einen Wurfsprung die Hand auf meinen Bauch legte: »DER WIRD DER VATER MEINES BABYS«

Ich war in dem Moment so überrumpelt von meinem Gedankenblitz, dass ich bei der Übung ordentlich stolperte. Erzählt habe ich Norman das erst viel später, als ich wusste, dass mein Bauchgefühl dem Kopf die richtige Information gesendet hatte.

Nach einem wundervollen Event auf einem der zahlreichen Weihnachtsmärkte schwärmten wir beide bei einem Glas Wein von den supersüßen Kindern, mit denen wir an diesem Tag auf dem Eis in Kontakt gekommen waren. Jeder von uns gab kleine Anekdoten zum Besten, und wir merkten beide irgendwann, dass wir durch diese Geschichten eigentlich etwas ganz anderes sagen wollten. Ich erinnere mich an Satzfetzen: »... wäre schon schön«; »... möchtest du?« Das zweite Glas Wein führte dann endgültig dazu, dass wir mit der Sprache herausrückten: Wir beide wünschten uns ein Kind.

Am nächsten Morgen griff ich wie gewohnt zur Pillenpackung im Bad, während Norman sich die Zähne putzte. Mit ordentlich Schaum vor dem Mund nuschelte er: »Du wolltest die gestern doch noch absetzen!«

Ich starrte ihn an: »Ja, nach dem zweiten Glas Wein! Soll ich das jetzt wirklich machen? Willst du auch heute Morgen noch Papa werden?«

Er nahm mir wortlos die Blisterpackung aus der Hand und warf sie in den kleinen Mülleimer neben sich.

Es war besiegelt. Wir wollten Eltern werden.

MEINE ERSTE (UNBEMERKTE) FEHLGEBURT

Die Entscheidung für ein gemeinsames Kind fiel im Dezember 2009. Ich war praktisch über Nacht bereit dazu geworden, mit meinen 32 Jahren Mama zu werden, und hatte plötzlich, o Wunder, selbst einen Fortpflanzungsplan!

Schon im Januar 2010, im ersten Monat nach dem Absetzen der Pille, muss ich schwanger geworden sein, das ist mir im Nachhinein klar. Allerdings kam meine Periode Anfang Februar wie erwartet, hörte dann aber komischerweise nicht auf. Wir waren in München und liefen dort zwei Wochen für eine große Eisrevue. Ich war erkältet, nahm Medikamente und hatte immer wieder Blutungen. Mal mehr, mal weniger. Hatte das mit dem Absetzen der Pille zu tun? Ich war verwirrt und nahm mir vor, meinen Frauenarzt aufzusuchen, sobald wir wieder zu Hause wären. Allerdings bekamen wir dann ziemlich spontan eine Einladung aus Rumänien. Wir sollten im Anschluss der Münchner Shows bei einer Eishalleneröffnung in Braşov auftreten. Ich hatte, warum auch immer, kein gutes Gefühl. Ich wollte eigentlich lieber nach Hause.

Trotzdem entschieden wir uns dafür. Es war kurz vor Ende der Showsaison. Im Sommer würden wir nicht viel zu tun haben, also wäre es klug, dieses Angebot anzunehmen. Da die Blutungen aufgehört hatten und die Erkältung langsam besser wurde, gab ich mir einen Ruck.

Wegen meiner Flugangst fuhren wir mit dem Auto von München nach Rumänien, unterwegs war ein Zwischenstopp in Budapest geplant. Auf der Fahrt fingen die Blutungen wieder an, was mich vollends verwunderte und langsam auch nervös machte. In Budapest fanden wir am späten Abend noch eine Bar, in der man auch essen konnte. Während ich die ersten Bissen zu mir nahm, versagte plötzlich mein Kreislauf, und ich kippte fast vom Barhocker. Ich brauchte frische Luft. Wir liefen die Donau entlang, und ich überzeugte einen besorgten Norman, dass alles einfach ein bisschen viel gewesen sei: die Erkältung, die Shows, die hinter uns lagen, der Zyklus, der irgendwie völlig durcheinander zu sein schien, die andauernde Müdigkeit. Da versagt vielleicht schon mal der Kreislauf.

Im Hotelzimmer wollte ich unter die Dusche, vielleicht würde ich mich danach besser fühlen. Jetzt hatte ich auch leichte Bauchkrämpfe, und die Blutungen wurden immer stärker. Zitternd beobachtete ich in der Dusche, wie mir das Blut die Beine hinunterlief.

Was war los?

Als Jugendliche war meine Periode immer sehr stark gewesen, deswegen hatte ich auch früh mit der Pille begonnen. Und auch um den Zyklus für Wettkämpfe steuern zu können. Jetzt, wo ich die Pille zum ersten Mal seit Jahren abgesetzt hatte, ging ich davon aus, dass die Periode vielleicht deswegen so exorbitant stark ausfiel.

Ich fand ein paar Stunden Schlaf, bevor mich ein starker Schmerz auf Höhe des linken Eierstockes weckte, der über die Leiste bis in den Oberschenkel ausstrahlte. Wenn ich schreibe »starker Schmerz«, dann bekomme ich in diesem Moment ähnlich feuchte Handflächen wie damals. Dieser Schmerz trieb mir den kalten Schweiß auf die Stirn. Es tat höllisch weh. Ich schleppte mich auf die Toilette und hielt mit meinen Armen den Unterleib umschlungen, während ich mich leise wimmernd hin- und herwiegte. Norman hatte nichts bemerkt und schlief. Ich wollte ihn auch erst mal nicht weiter beunruhigen. Dann blickte ich einige Male zwischen meinen Beinen in die Toilettenschüssel. Das Wasser war schnell dunkelrot gefärbt, sodass ich mehrmals spülen musste. Irgendwann kam eine Art Höhepunkt des Schmerzes, und ich sah im Wasser der Toilette etwas Kirschkerngroßes liegen. Was war das? Was kam denn da aus mir raus?

Heute weiß ich, dass das ein Embryo gewesen sein muss. Damals drückte ich recht schnell wieder auf die Spülung. Die Schmerzen ließen langsam nach. Schweißgebadet kroch ich ins Bett, weckte Norman und erzählte ihm von den Schmerzen und dem Blut.

»Was, wenn du doch schwanger bist? Es gibt auch Eileiterschwangerschaften. Wir kennen uns damit überhaupt nicht aus. Das ist doch nicht normal, so wie du jetzt geblutet hast.« Er bat mich, meinen Frauenarzt zu kontaktieren, was ich am nächsten Morgen auch tat.

Der Frauenarzt riet mir, zur Not ins ortsansässige Krankenhaus zu fahren, versuchte uns aber gleichzeitig auch ein wenig zu beruhigen. Die Schmerzen hatten deutlich nachgelassen, was ein gutes Zeichen sein sollte.

Ich war platt und fühlte mich komplett leer, ohne zu wissen, dass ich gerade ein Kind verloren hatte. Wir fuhren weiter nach Rumänien. Die Probe in Brașov musste ich an diesem Tag abbrechen, denn auf dem Eis versagten meine Beine. Ich fieberte auch ein bisschen, und mir war sehr schlecht. Schmerzen hatte ich allerdings keine mehr. Also legte ich mich im Hotelzimmer ins Bett und nahm ein Medikament, um die hohe Temperatur in den Griff zu bekommen.

Währenddessen tigerte Norman nervös im Zimmer rum. Er merkte, dass ich längst am Limit war, die Show am Abend aber unbedingt laufen wollte. »Kleene...«, so hatte mich Norman als Ur-Berliner liebevoll getauft, da ich mit meinen knapp 160 Zentimetern nicht die Größte bin, »... ich mache mir langsam wirklich Sorgen. Ich sehe doch, dass es dir überhaupt nicht gut geht. Du kannst doch nichts dafür, wenn du jetzt krank bist«, sagte Norman mit gerunzelter Stirn.

Ich wiegelte ab: »Mit ein paar Medikamenten geht das schon. Das ist der letzte Auftritt für die Saison. Wir sagen hier doch jetzt nicht ab. Wir sind das Highlight des Abends!« Nicht aufzutreten, kam für mich nicht infrage, solang ich noch stehen konnte. Ich wollte die Veranstalter nicht enttäuschen, hatte Angst, danach nie wieder gebucht zu werden. Nein, wir mussten das irgendwie durchziehen.

Norman hielt an diesem Abend meine Hand fester als sonst, und ich kämpfte mich durch unsere beiden Auftritte. Wir ließen eine sehr komplizierte Hebung aus, und er zog mich mehr durch die Programme, als dass ich lief. Als wir danach zurück in der Garderobe waren, war allerdings der letzte Rest Energie aus mir gewichen. Ich bekam keine Luft mehr. Ich konnte mich nur noch auf die Bank fallen lassen, atmete schwer, alle Farbe war aus meinem Gesicht gewichen, und mein ganzer Körper zitterte. Selten habe ich mich so schlecht und krank gefühlt.

Wenn ich mir heute überlege, dass ich während einer Fehlgeburt ein Showprogramm absolvierte, bekomme ich ein ganz mulmiges Gefühl im Magen. Mittlerweile weiß ich auch, dass ich wahnsinniges Glück hatte, dass mein Körper es schaffte, den Embryo nebst Fruchthülle komplett auszustoßen. Zurückbleibende Reste können massive Blutungen auslösen. Was das für Auswirkungen haben kann, sollte ich viele Jahre später erfahren. Eigentlich war es ziemlich fahrlässig von mir gewesen, vor Ort keinen Arzt aufzusuchen.

Wie erfuhr ich aber am Ende, dass es sich um eine Schwangerschaft und Fehlgeburt gehandelt hatte?

Zurück aus Rumänien machte ich sofort einen digitalen Schwangerschaftstest, weil Norman bereits in Budapest geäußert hatte, dass es eine Fehlgeburt gewesen sein könnte. Ich fiel aus allen Wolken: Der Schwangerschaftstest war tatsächlich positiv! Es gibt einen Test mit einer digitalen Wochenanzeige, und dieser zeigte Schwangerschaftswoche 1 bis 2 an. Wie war das möglich?

Noch am selben Tag, es war der 2. März 2010, und Norman hatte zu allem Überfluss auch noch Geburtstag, fuhren wir zu meinem Frauenarzt nach Düsseldorf.

Dr. Küppers machte einen vaginalen Ultraschall, wobei er eine leere Gebärmutterhöhle vorfand. Er vermutete, dass der Körper sich der Schwangerschaft selbst entledigt hatte und es zu einem Frühabort, also einer Fehlgeburt innerhalb der ersten Schwangerschaftswochen, gekommen war. Wir errechneten anhand des Zeitfensters vom Absetzen der Pille bis zu den massiven Blutungen in Budapest, dass ich wahrscheinlich in der siebten bis neunten Schwangerschaftswoche (SSW) gewesen sein musste, als ich die Fehlgeburt erlitt. Mir wurde Blut abgenommen, um zu schauen, wie hoch die Konzentration des Schwangerschaftshormons Beta-hCG in meinem Körper noch war. Sehr viel konnte es eigentlich nicht mehr sein, da der digitale Test nur »Schwanger 1–2« angezeigt hatte.

Der digitale Test misst den hCG-Wert im Urin. Mit fortschreitender Schwangerschaft steigt das hCG, und der digitale

Test zeigt dies zuverlässig mit »Schwanger 2–3« und noch später mit »Schwanger 3+« an. Bei einer intakten Schwangerschaft würde dieser Test in den Schwangerschaftswochen sieben bis neun schon längst ein dickes »Schwanger 3+« aufweisen. Der Bluttest beim Arzt gibt aber am besten Aufschluss und bestimmt den hCG-Wert sehr genau. Mit diesen Werten habe ich mich später während meiner Kinderwunschzeit phasenweise sehr viel beschäftigen müssen.

Da das hCG nach einer Fehlgeburt nicht immer gleich auf null abfällt, sondern manchmal erst langsam zurückgeht, hatte mein Schwangerschaftstest also noch ein positives Ergebnis angezeigt. Soweit hatte ich bis hierhin alles verstanden. Der Doktor erklärte mir im Anschluss, dass der hCG-Wert auf null sinken sollte. Würde er das nicht tun oder sogar wieder ansteigen, müsste man nachträglich eine Ausschabung vornehmen, um eventuelle Gewebereste der Schwangerschaft zu entfernen und eine mögliche Infektion zu verhindern. Es ist leider tatsächlich möglich, dass das Schwangerschaftsgewebe weiter hCG produziert, obwohl man nicht mehr von einer wirklichen Schwangerschaft sprechen kann. Normalerweise laufen die Vorgänge im Körper eher andersherum ab: Wenn ein Embryo nicht mehr lebt, sinkt der hCG-Wert ab, der Rückgang des Hormons signalisiert dem Körper, dass die Schwangerschaft nicht intakt ist. Das ist der Startschuss für den Körper, die Fehlgeburt einzuleiten.

Damals habe ich das alles einfach nur aufgenommen, später half mir dieses Wissen allerdings dabei zu begreifen, dass man eine Fehlgeburt nicht aufhalten kann. Sie passiert, wenn etwas nicht stimmt und der Körper das Zeichen bekommt »aufzuräumen«. Die Fehlgeburt geschieht meistens, bevor wir es merken, mit dem Tod des Embryos. Natürlich macht man sich immer seine Gedanken, wenn so etwas passiert. Hätte man etwas anders machen und den Abgang verhindern können? Mir half das Wissen um die Vorgänge in meinem Körper enorm, um Schuldgefühle im Zaum zu halten. Dadurch wurde mir bewusst: Ich habe keinen Einfluss darauf, ob der Embryo lebt oder nicht. Und im Grunde genommen macht unser Körper das ja auch sehr gut. Er beendet die Schwangerschaft, wenn sie keine Zukunft hat.

Und so war es auch bei mir: Während mein Arzt Norman und mir alles erklärte, kamen so langsam die ersten Emotionen hoch, die ich gar nicht alle definieren konnte. Ich war also tatsächlich schwanger gewesen. Gleichzeitig erfuhr ich aber auch, dass es nun keine Schwangerschaft mehr gab, und ich begriff langsam, was in Budapest passiert war. Da hatte etwas leben wollen, und ich hatte keine Ahnung gehabt! Vielleicht hatte ich was falsch gemacht? Ich war erkältet und hatte Medikamente genommen! Ich hatte vor der Erkältung ein Glas Wein getrunken! Ich war bei den Proben auf dem Eis gestürzt! Ich hatte auf nichts Rücksicht genommen! Mir muss doch bewusst gewesen sein, dass ich schwanger werden könnte ohne die Pille! Ich hatte das ja schließlich auch gewollt! Warum hatte ich mich nicht angemessen verhalten? Nur so für den Fall der Fälle.

Ich tat das, was die meisten Frauen in dieser Situation tun, ich machte mir Vorwürfe und suchte nach Fehlern und Gründen. Mir stiegen Tränen in die Augen, was Dr. Küppers veranlasste, ein paar tröstende Worte fallen zu lassen: »Sehen Sie es so, Sie *können* schwanger werden. Das ist schon mal eine gute und wichtige Voraussetzung ...«

Ich schaute ihn an. Ja – und? Natürlich kann ich schwanger werden! Kann doch jede Frau. Was sollte diese Information mir nützen? Mir kam überhaupt nicht in den Sinn, wie viele Frauen genau nicht einfach so schwanger werden können. Erst viel später erfuhr ich: 15 Prozent der deutschen Paare sind ungewollt kinderlos. Die Dunkelziffer wird um einiges höher geschätzt.

Der Doktor tröstete indes weiter: »Jede sechste Frau macht in ihrem Leben eine oder mehrere Fehlgeburten durch.«

Fehlgeburten gehören zum Kinderkriegen dazu? Auch das tröstete mich nicht. Nein, ich hatte das sicher kaputt gemacht. Ich ganz allein. Und so was will Mama werden. Wut auf mich selbst stieg in mir hoch, ich war jetzt kurz davor loszuheulen. Verschämt wischte ich mir die Tränen weg.

»Machen Sie sich keine Vorwürfe, Frau Szewczenko, Sie haben nichts falsch gemacht.«

Ich blickte meinen Frauenarzt verwirrt an. Konnte er Gedanken lesen? Nein, das konnte er wahrscheinlich nicht. Aber er wusste offensichtlich aus langjähriger Erfahrung, was Frauen in diesen Momenten durch den Kopf geht.

Schuldgefühle, Wut, Trauer, Leere: Alles ist erlaubt, und jede von euch, die schon mal einen Abgang hatte, weiß, wie ohnmächtig man sich fühlt und was man in dieser Zeit durchmacht. Ich glaube, wir alle haben uns schon die Frage gestellt, wie man am besten mit einer Fehlgeburt umgeht.

Verdrängen und den Alltag weiterleben? Innehalten und darüber sprechen? Beides ist eine Option. Wir können und dürfen unterschiedlich mit dem Verlust umgehen, denn ein Richtig oder Falsch gibt es hier nicht.

Aber egal für welchen Weg wir uns entschieden haben, wir fühlen uns erst einmal schuldig, weil wir uns wie Versager fühlen. Doch das sollten wir nicht. Denn gerade in den ersten Wochen gilt das Alles-oder-nichts-Prinzip. Um genau zu sein, bis zur fünften Schwangerschaftswoche. Die befruchtete Eizelle besitzt die Fähigkeit, geschädigte Zellen durch neue zu ersetzen. Die Eizelle ist in diesem Stadium noch recht unempfindlich gegen äußere Einflüsse, und der Embryo kann sich gegebenenfalls regenerieren, wenn keine anderen schweren Schäden vorliegen. Das ändert sich aber schlagartig, sobald der Embryo mit der Anlage seiner Organe beginnt. Dies geschieht zusammen mit der Einnistung. Erst ab diesem Punkt sind auch beide Organismen – von Mutter und Kind – miteinander verbunden.

Auch darüber klärte mich Dr. Küppers in seiner angenehm ruhigen Art auf. Die meisten Fehlgeburten passieren in der Frühschwangerschaft, also in den ersten zwölf Wochen. Oft seien genetische oder chromosomale Defekte der Grund für den Frühabort, meinte er. Da würde im »Bauplan« einfach etwas nicht passen.

Natürlich gibt es weitere Risikofaktoren und Ursachen, die Probleme bereiten können, schwanger zu werden oder schwanger zu bleiben. Mein Arzt sah aber zu diesem Zeitpunkt keinen Grund, um auf Ursachenforschung zu gehen. Dies geschieht meistens erst nach sich wiederholenden Fehlgeburten oder wenn nach einem Jahr ohne Verhütung noch keine Schwangerschaft eingetreten ist.

Norman nahm meine Hand, während er den Doktor fragte, wie es denn jetzt weitergehe.

Dr. Küppers legte uns nahe, zwei bis drei Zyklen zu verhüten und erst danach wieder zu versuchen, aktiv schwanger zu werden. Voraussetzung sei natürlich auch, dass das Beta-hCG auf null gesunken sein müsste. So könnten sich Zyklus, Körper und Seele erst einmal wieder einpendeln.

Diese Aussagen wurden wohlgemerkt im Jahr 2010 getroffen. Heute sagen viele Fachleute, dass man nicht zu warten braucht. Entweder es klappt oder eben nicht. Wenn der Körper und die Gebärmutter noch nicht wieder bereit sind, wird auch keine Schwangerschaft eintreten.

Das Blut, das mir an diesem Tag abgenommen worden war, wies nur noch einen sehr geringen Beta-hCG-Wert im zweistelligen Bereich auf und sank dann auch brav bis zur nächsten Kontrolle auf null. Mein Körper hatte es also ganz allein geschafft, und eine nachträgliche Ausschabung blieb mir erspart.

Was mir nicht erspart blieb, war eine kleine Achterbahnfahrt der Gefühle, die im Arztzimmer ihren Anfang nahm. Sicher spielten auch die Hormone eine Rolle, aber meine Fehlgeburt beschäftigte mich sehr, und ich wollte einfach verstehen, was da passiert war. Ich fühlte mich total allein mit der Situation, weshalb ich versuchte, in den anonymen Foren des Internets Halt zu finden. Ich kannte in meinem direkten Umfeld niemanden, der eine Fehlgeburt erlitten hatte. Allerdings fragte ich auch niemanden danach. Ein Tabuthema. Etwas, mit dem man nicht hausieren geht. Haben wir nicht schließlich alle gelernt, dass man in den ersten zwölf Wochen nicht verkündet, dass man schwanger ist, weil ja noch so viel passieren kann?

Ich muss einmal kurz innehalten, während ich das schreibe. Eigentlich spiegelt dieser Satz die gesamte Problematik des Tabuthemas Fehlgeburt wider. Man spricht im ersten

Schwangerschaftsdrittel nicht über sein Glück, weil ja noch so viel passieren kann ... Diesen Satz kannte schon meine Oma, die 1928 geboren wurde und ihre Kinder in den Fünfzigern zur Welt gebracht hatte. »..., weil ja noch so viel passieren kann!«

Dieser Satz zeigt auch, dass es ein grundlegendes weibliches Wissen über Fehlgeburten gibt, weitergegeben über die Generationen hinweg. Damit wäre schon mal geklärt, dass es nichts Ungewöhnliches zu sein scheint, eine Fehlgeburt zu erleiden, da es zum Kinderkriegen dazugehört, wie es auch mein Frauenarzt beschrieb. Die Natur siebt aus. Die Guten ins Töpfchen, die Schlechten ins Kröpfchen.

Aber wenn es da schon ein gewisses Hintergrundwissen gibt, warum fühlen wir uns dann so allein mit dem Thema Fehlgeburt? Dafür ist meiner Meinung nach der erste Teil des allseits bekannten und tief in unserer Auffassung als »richtig« verankerten Satzes verantwortlich. Man spricht nicht über die frisch eingetretene Schwangerschaft, und zwar für mindestens zwölf Wochen. Isoliere dich mit dem Thema, und behalte es für dich! Bleib damit allein! Und dieser Aufforderung folgen wir Frauen brav. Weil es besser ist. Aber ist es das wirklich?

Man soll nicht über das große Glück sprechen und kann in Folge noch weniger darüber sprechen, wenn dieses unglücklich endet. Wir haben durch diesen Satz gelernt, Glück und Unglück für uns zu behalten. Das wurde uns damit suggeriert. Wir sollen nicht über den wunderbaren Aspekt reden, dass gerade neues Leben entsteht, weil diesem leider von der Natur wieder ein Ende gesetzt werden kann, bevor es für andere überhaupt sichtbar begonnen hat. Für uns Frauen beginnt dieses neue Leben aber, sobald wir von der Schwangerschaft erfahren. Wir spüren plötzlich, dass wir nicht mehr allein sind. Sehen schon ein ganzes Leben, eine Zukunft mit diesem neuen Lebewesen vor uns. Wenn wir das dann verlieren, ist das schmerzhaft. Auch in den ersten Wochen. Nun müssen wir dies mit uns selbst ausmachen, weil es laut altem Leitsatz nichts ist, über das man spricht.

Ich persönlich mag diesen Satz nicht. Er hat immer diesen negativen Beigeschmack. Und er fördert im Stillen die Schuldgefühle, denn wenn ich nicht über eine Fehlgeburt sprechen darf, dann habe ich sicher etwas falsch gemacht. Ich habe sehr viel über dieses Schweigegebot in der Frühschwangerschaft nachgedacht und nach und nach begonnen, mich davon zu lösen. Obwohl ich so viel Unschönes erlebt habe und die Schwangerschaften öfter schief- als gut ausgegangen sind, wollte ich dem Leben immer vertrauen und zuversichtlich sein. Ich wollte das auch anderen sagen können, um damit das entstehende Leben zu stützen. Wenn es dann nicht bleiben möchte, kann ich dem Verlust Raum und Zeit geben, weil ich mir durch meine Offenheit nicht die Möglichkeit verbaut habe, mich mit anderen auszutauschen.

Natürlich soll sich jetzt niemand gezwungen fühlen, den positiven Schwangerschaftstest überall vorzuzeigen oder ständig über seine Fehlgeburt zu sprechen. Aber ich finde: Das Tabu sollte der Vergangenheit angehören. Über etwas zu sprechen, hilft in vielen negativen Situationen im Leben. Zu dieser Erkenntnis bin ich leider erst heute gelangt. Die erste Fehlgeburt damals und auch die Jahre, in denen wir nach unserer Tochter Jona für ein zweites Kind kämpften, habe ich totgeschwiegen. Die Gründe: falsche Scham; das Gefühl, versagt zu haben; nicht Gesprächsmittelpunkt werden wollen und bloß nicht zu viele Emotionen teilen. Das könnte ein Zeichen von Schwäche sein. Schwäche. Allein durch die gesellschaftlichen Anforderungen und den allseits bekannten oben erwähnten Satz hatte ich Angst, Schwäche zu zeigen. Ich, die disziplinierte Leistungssportlerin, die damit auch während Dreharbeiten immer wieder punktete. Eine, die dafür bekannt war abzuliefern. Die keine Probleme machte. Die Power hatte und andere mitziehen konnte. Durch das Eiskunstlaufen hatte ich gelernt, immer weiter zu lächeln, auch nach einem Sturz. Lass dir nichts anmerken! Lass den Sturz hinter dir, richte den Fokus immer nur nach vorn!

Das funktioniert auch, wenn man ein- oder zweimal stürzt. Aber wenn man fünfmal stürzt – so ist es mir in einer Kür einmal passiert –, wird es von Sprung zu Sprung schwieriger, wieder aufzustehen. Das Lächeln verzerrt zu einer starren Grimasse, und nach dem letzten Sturz wäre ich damals am liebsten einfach auf dem Eis liegen geblieben. Es hat mich mehr Kraft gekostet, diese Kür zu Ende zu bringen, als eine fehlerfreie zweimal zu laufen. Aber ich habe sie zu Ende gebracht. Ich habe nicht aufgegeben. Ich hatte verloren und versagt und lag am Boden. Aber ich habe nicht aufgegeben. Das war keine Option. Genau wie später bei meiner Kinderwunsch-Odyssee. Aufgeben war keine Option, niemals. Eine Kür, die miserabel läuft, ist für das Publikum erkennbar. Man kann die Stürze zählen und mit ein bisschen vorhandener Empathie mitleiden. Vielleicht kann man sich sogar vorstellen, wie weh der ein oder andere Sturz getan hat.

Auf die Kinderwunsch-Odyssee geht man allerdings ohne Publikum. Dadurch, dass das Thema so stark tabuisiert wird, hat man niemanden, der einen stürzen sieht – und der einen auffangen könnte. Die physischen und psychischen Schmerzen sind für das gesamte Umfeld unsichtbar und bekommen dadurch nicht den Bruchteil der Aufmerksamkeit wie beispielsweise ein banaler blauer Fleck. »Oh! Das muss aber wehgetan haben!«

Ich hätte zwischenzeitlich tausend blaue Flecken in Kauf genommen, wenn mir das ein oder andere erspart geblieben wäre. Meine »Stürze« während der Kinderwunschjahre sollten so gewaltig werden, dass mir das Wiederaufstehen fast unmöglich wurde, ich mich selbst verlor und eine Weile nicht die sein konnte, die ich eigentlich war. Eine starke, lebensfrohe Person.

UND DANN KAM JONA

Nach dieser ersten Fehlgeburt mit dem natürlichen Abgang pendelte sich mein Zyklus glücklicherweise sofort wieder ein. Ich gehöre zu den Frauen mit einem regelmäßigen 28/29-Tage-Zyklus. Ein Bilderbuch-Zyklus sozusagen. Um die Zeit zu überbrücken, bis wir wieder aktiv versuchen durften, schwanger zu werden, studierte ich diverse Internetforen und las still den Austausch vieler Frauen mit Kinderwunsch. Wow. Da fand sich eine Menge Lesestoff. Gab ich ein Thema zum Kinderwunsch in der Suchleiste ein, hatte ich schnell genug Beiträge, um meine Wartezeit bis zum nächsten Versuch zu füllen. Mir half diese Lesephase emotional enorm. Ich lernte ganz nebenbei auch unheimlich viel, denn die Sprache in den Foren war für mich teilweise erst einmal ein Buch mit sieben Siegeln.

Eine Frau zum Beispiel schrieb: »Mein ES war am 12. ZT, und ich habe am 18. ZT schon einen SST gemacht, obwohl der BT frühestens für den 28. ZT vorgesehen war. Mein FA sagte, dass ich das nicht machen soll, ich ärgere mich jetzt auch, nach der letzten FG ...« Ich verstand nur Bahnhof, was sollte das alles bedeuten? Aber wie immer forschte ich weiter und lernte schnell all die Begriffe, die beim Thema Kinderwunsch wichtig waren. Für alle, die hier ebenfalls große Fragezeichen über dem Kopf bekommen, gibt es im Anhang eine Übersicht mit den gängigsten Abkürzungen und Begriffen.

Mit der Suche nach Antworten und der Anteilnahme an fremden Kinderwunsch-Geschichten war ich auf jeden Fall gut beschäftigt und konnte mich eine Weile ablenken. An der Fülle des Austausches sah ich, dass ich zumindest virtuell

Verbündete finden konnte, die sich auch um Kopf und Kragen dachten und deren aktuell einziger Lebensinhalt ebenfalls das Vermehrungsproblem mangels eintretender intakter Schwangerschaft zu sein schien. Ich hielt mich dank der Leidensgenossinnen nicht mehr für völlig verrückt. Es war okay, sich 24/7 mit der Hoffnung und dem Gedanken auf eine baldige Schwangerschaft zu beschäftigen.

Immer wieder ertappte ich mich dabei, dass ich viele Geschichten gar nicht so genau las, sondern immer häufiger nach einem schnellen Happy End in den Chatverläufen suchte. Der Nährstoff für Hoffnung. Die Frauen machten sich gegenseitig Mut, feuerten sich an, bauten sich gegenseitig auf, trösteten und motivierten andere. Aber vor allem feierten sie es, wenn bei einer anderen der Schwangerschaftstest positiv ausfiel. Hier, versteckt hinter einem frei gewählten Benutzernamen, konnte man alles loswerden, was in der realen Welt und im eigenen Umfeld nicht möglich zu sein schien. Ich war diesen Frauen für jede Erfahrung, die sie teilten, unendlich dankbar.

In einem dieser Foren stieß ich irgendwann auf das Thema LH-Test. Wieder so eine Abkürzung, die ich damals nicht kannte. Was waren das für Tests? Nach kurzer Recherche war ich schon auf dem Weg zur Apotheke, um mir die Dinger zu kaufen. Das luteinisierende Hormon, kurz LH genannt, wird in der Hirnanhangdrüse gebildet und bewirkt, dass bei der Frau der Eisprung ausgelöst wird. Die Konzentration des LH im Körper steigt kurz vor dem Eisprung an und erreicht 24 bis 36 Stunden davor seinen Höhepunkt. Das bedeutet, dass man bei einem fetten positiven LH-Test schnellstens mit dem »Herzeln« (auch so ein schönes Frauen-Forum-Wort für Geschlechtsverkehr) beginnen sollte. Prima. Gute Erfindung. Ein Pipitest, der dir die heiße Phase anzeigt. Jetzt oder nie. Was will frau mehr? Mein Zyklus war regelmäßig. Mein Eisprung musste also bei 28 Zyklustagen so um den 14. Tag rum stattfinden, denn die Ovulation passiert in der Regel immer 14 Tage vor Ende des Zyklus. Die erste Hälfte des Zyklus kann aber variieren und dementsprechend kürzer oder länger ausfallen. Das mit einem Ovulationstest zu kontrollieren, würde sicher nicht schaden.

Mein Kinderwunsch kam mir im Mai 2010 nach fünf Monaten schon wahnsinnig lang vor. Ich muss gerade echt ein bisschen lachen, während ich mich an mein 32-jähriges Ich zurückerinnere. Fünf Monate! Mit einer Fehlgeburt dazwischen und zwei weiteren Zyklen, in denen wir verhüten sollten. Wie hätte ich damals reagiert, wenn man mir gesteckt hätte, dass es mal mehr als fünf Jahre in Anspruch nehmen sollte, bevor ich erfolgreich eine Schwangerschaft beenden würde?

Ungeduldig wie ich war, versuchten wir es deswegen auch im dritten Zyklus nach der Fehlgeburt wieder. Der LH-Test schlug wie erwartet in der Mitte des Zyklus positiv an. Das LH hatte seinen Höhepunkt erreicht, und wir »herzelten« los. Das war im Wonnemonat Mai, aber es sollte trotz Ovulationstest, ganz viel Liebe und Zuversicht leider nicht klappen. Vielleicht hatten wir zu wenig »geherzelt«? Es ist wirklich komisch: Wenn man schwanger werden möchte, sucht man bei jeder Periode nach einem Grund, warum es diesmal vielleicht nicht geklappt haben könnte, zermartert sich das Hirn und lässt die Google-Suche heißlaufen. Dieses aussichtslose Vorgehen – eine »Antwort« bekommt man nach einem abgeschlossenen Zyklus ja nicht mehr – ist allerdings eine willkommene Beschäftigung für die restlichen zwanzig Tage, bis man wieder loslegen kann. Enttäuscht von den LH-Tests, benutzte ich im Folgemonat keine. Ich war ein bisschen trotzig und noch ungeduldiger. Dafür wurde »geherzelt«, dass die Balken krachten. Sicher ist sicher. Da muss doch irgendein kleines Spermium seinen Weg finden! Es biegen doch nicht 500 Millionen Spermien falsch ab. Okay, es ist ernüchternd, dass nach einmaligem Geschlechtsverkehr von diesen durchschnittlich 500 Millionen Spermien nur etwa 500 die Eizelle erreichen. Aber andererseits brauchen wir ja auch nur *ein* winziges Spermium, das erfolgreich in die Eizelle eintritt. Wenn wir das Ganze dann noch um ein Vielfaches multiplizieren, indem wir uns ganz oft lieb haben, dann muss das doch klappen! So meine Theorie im Juni 2010.

Am 28. Zyklustag waren wir im Norden auf einem Event. Ich hatte leichte Vorboten für die fällige Periode. Ein bisschen Bauchweh, es zwickte hier und da, und ich hatte dieses allgemein bekannte Gefühl, dass der Zyklus vorbei war. Meine Laune wäre unterirdisch ausgefallen, wären wir nicht auf diesem äußerst schönen Event gewesen. Als ich kurz auf die Toilette ging, erwartete ich, dass die Periodenblutung eingesetzt hatte. Aber es war nichts in Sicht. Komisch. Vielleicht morgen früh. Vor lauter aufkommender Nervosität fiel mir ein kleiner Schminkspiegel in die Toilette, den ich rausgenommen hatte, um mein Make-up zu kontrollieren. Somit hatte ich erst mal ein anderes Problem.

In den nächsten zwei Tagen tat sich weiterhin nichts. Komisch. Ich war noch nie überfällig gewesen. Auch damals nicht, bevor ich mit der Pille angefangen hatte. Es hatte nie, wirklich nie eine Verzögerung im Zyklus gegeben. Wenn ich mich auf etwas verlassen konnte, dann auf die olle Periode. Trotzdem wollte ich nicht glauben, dass ich vielleicht und eventuell schwanger sein könnte. Die Angst vor der Enttäuschung war groß. Mein Frauenarzt hatte mir überdies noch mit auf den Weg gegeben, nicht ungeduldig zu werden und dass ich mir mindestens bis Herbst Zeit geben sollte. »Rechnen Sie nicht vor November mit einem erneuten positiven Test. So schnell geht das oft nicht«, hatte Dr. Küppers gesagt.

Ich wartete weitere zwei Tage. Es zog und brannte leicht im Unterleib, und der Bauch war ein bisschen gebläht. Ich hatte Norman nichts gesagt. Erst nachdem ich fünf Tage überfällig war, fasste ich den Mut, einen Test zu machen. Spontan und sofort würde ich das jetzt hinter mich bringen. Norman war allerdings zu Hause, und irgendwie wollte ich allein sein. Nicht nur im Bad allein. Ich wollte irgendwo sein. Vielleicht würde ich danach heulen oder wütend sein. Ich wollte das gern erst mal mit mir ausmachen. Bei mir ist es so: Je mehr ich mich zurückziehe, desto größer ist mein Problem. Ich schmiedete also einen schnellen Plan und sagte Norman, dass ich kurz was einkaufen fahren und eventuell noch zur Drogerie reinspringen würde.

Den Morgenurin hatte ich vorausschauenderweise bereits in eine kleine leere Einwegflasche abgefüllt. Wenn ich daran denke, werde ich gerade, wo ich das schreibe, ein bisschen rot, gleichzeitig muss ich schmunzeln. Zuerst besorgte ich den Schwangerschaftstest in der Apotheke, und dann fuhr ich zum Supermarkt. Ich wollte ja angeblich einkaufen. Das müsste ich dann also auch tun. Mein Plan war, egal wie das Ergebnis ausfallen würde, mit einigen Leckereien nach Hause zu kommen. Ich hatte vorgeschlagen, frischen Fisch mitzubringen.

Auf dem Parkplatz des Supermarktes überlegte ich, ob ich zuerst einkaufen oder zuerst den Test machen sollte. Sollte er negativ sein, müsste ich mich vermutlich tränenüberströmt an der Fischtheke in die Schlange einreihen. Jeder normale

Mensch hätte also zuerst eingekauft und dann den Test gemacht. Frau Ungeduld allerdings konnte nicht so lang warten, sie entschied sich für Variante zwei.

Schwangerschaftstest im Auto, auf dem Parkplatz eines Supermarktes. Ist klar. Ich schüttle gerade amüsiert den Kopf bei diesen Zeilen. Ich weiß noch, wie ich mich damals aus dem Auto heraus umschaute und bloß nicht dabei erwischt werden wollte, wie ich einen ziemlich auffälligen digitalen Schwangerschaftstest in eine kleine mit Morgenurin gefüllte Einwegflasche tunkte. Meine Hände zitterten, und ich legte den Test in den Fußraum der Beifahrerseite. Ganz weit weg. Ich wollte nicht minutenlang auf eine blinkende Anzeige starren. Lieber starrte ich aus dem Fenster. Meine Gedanken rasten, ich war total nervös. Was, wenn …?

Natürlich hielt ich das Warten nicht durch. Mein Herzschlag beschleunigte sich, und ich schielte verstohlen und eigentlich viel zu früh wieder in den Fußraum. Die Anzeige hatte schon aufgehört zu blinken und zeigte ein »Schwanger 2–3« an. Ich griff nach dem Test: »Ich wusste es!« Mein Herz hüpfte kurz. Schwanger. Der nächste Gedanke widmete sich dann absurderweise wieder dem Fisch.

Ich legte den Test beiseite und stürmte in den Supermarkt. Fieberhaft überlegte ich, wie ich die frohe Botschaft Norman überbringen sollte. Da kam mir, während ich gedankenverloren an der Fischtheke vorbeieilte, die Idee, einen Schnuller zu besorgen. Test und Schnuller. Das war gut. Den Test hatte ich, den Schnuller würde ich in der Drogerie kaufen, wo ich ja eh noch hinwollte. Zufrieden mit dieser Idee verließ ich den Supermarkt ohne Fisch.

Zu Hause verstaute ich den positiven Schwangerschaftstest in meiner Hosentasche und legte den Schnuller auf den Tisch.

Ich rief Norman unter einem Vorwand zu mir. »Was ist denn, Kleene? Was grinst du denn so?«, fragte er.

»Ich wollte dir was zeigen.« Wir standen beide am Tisch, aber Norman entdeckte den Schnuller nicht.

»Was denn?«, lächelte er neugierig zurück.

Ich blickte kurz auf den Schnuller und vergewisserte mich, dass er noch da war, wo ich ihn platziert hatte. Meiner Meinung nach nicht zu übersehen. Das gibt's doch nicht! Grinsend standen wir uns gegenüber, mit dem einzigen Unterschied, dass Norman nicht wusste, warum wir das taten, und irritiert mitgrinste, während ich vor Aufregung fast platzte.

Ich hielt es nicht mehr aus: »Na, schau doch mal!« Ich deutete auf den kleinen weißen Nuckel und sagte: »Könnte sein, dass wir den bald brauchen werden!«

Norman entfuhr ein leises »Nee ...«, und seine Augen füllten sich mit Tränen.

Da zog ich den Schwangerschaftstest aus meiner Hosentasche und präsentierte ihn stolz: »Doch ...«

Wir haben uns damals recht leise gefreut, die Fehlgeburt lag erst vier Monate zurück. Auch wenn alles unter einem anderen Stern zu stehen schien, waren wir nicht ganz frei von Bedenken und Ängsten. Was mir Zuversicht gab, war die ausbleibende Blutung. Nicht ein Tropfen weit und breit. Ich merkte, dass da unten irgendwas »arbeitete«. Ich spürte, dass etwas anders war.

Noch in derselben Woche statteten Norman und ich Dr. Küppers einen Besuch ab. Er staunte nicht schlecht, dass ich so schnell schon wieder bei ihm in der Praxis auftauchte. Ich war in der fünften SSW, und es war erst Ende Juni. Beim Ultraschall konnte man eine Fruchthöhle erkennen, aber die wirkte leer. Der Doktor gab nicht auf und versuchte es aus einer anderen Perspektive. Er meinte währenddessen, dass es noch sehr früh sei und man deswegen nicht unbedingt was sehen müsse. Kurz bevor er aufgeben wollte, sah er doch noch etwas winzig Kleines am Rand der Fruchthöhle. Einen zwei Millimeter großen Zellhaufen ohne Herzschlag. Mein Frauenarzt erklärte mir, dass uns nichts anderes übrig bliebe, als abzuwarten. Ich solle erst zwei Wochen später wiederkommen, könne mich aber jederzeit melden, wenn was wäre.

So fuhren wir quasi unverrichteter Dinge wieder nach Hause. Ich hatte einen positiven Test, die Fruchthöhle und das Zwei-Millimeter-Dingsbums, das von der Größe her zur Schwangerschaftswoche passte. Ob sich das wirklich zu einem Menschlein entwickeln würde, stand aber in den Sternen. So beginnen die meisten Schwangerschaften, die früh entdeckt werden: irgendwo zwischen Wissen, Nichtwissen und der Hoffnung, dass alles gut wird.

Bei uns wurde es gut. Das kleine Etwas hatte sich festgezeckt und zwei Wochen später schon die stattliche Größe einer Heidelbeere erreicht. Die Scheitel-Steiß-Länge, kurz auch SSL genannt, betrug 6,9 Millimeter, und der Computer errechnete beim nächsten Arztbesuch daraus die Schwangerschaftswoche 6+5. Also 7. SSW, was auch perfekt zum Datum meiner letzten Periode passte.

Dr. Küppers deutete mit dem Cursor-Pfeil auf die Mitte der Heidelbeere, die wir gerade am Ultraschallbildschirm sehen konnten. Norman und ich hielten den Atem an. »Sehen Sie das?«

Ja, wir sahen es. Wir sahen den kleinen Blinker. Den Herzschlag unseres Kindes. Uns stiegen Tränen in die Augen. Es war ein wahnsinnig emotionaler Moment. Ein Augenblick, in dem wir die Bedeutung von Leben verstanden. Wir waren im nächsten Level angekommen. An diesem Punkt entscheidet sich oft, ob eine Schwangerschaft weitergehen darf oder nicht. Diesen Meilenstein hatten wir erreicht.

Auf dem Weg nach Hause kam ich dennoch kurz ins Grübeln. Ich überlegte, ob das Herz des Embryos in der ersten Schwangerschaft auch schon geschlagen hatte oder ob der »Bauplan« bereits davor fehlerhaft gewesen war. Insgeheim hoffte ich, dass es so gewesen war, und wenn ich ehrlich bin, war ich auch froh, es nicht zu wissen. Den Herzschlag seines Kindes zu sehen und es dann gehen lassen zu müssen, habe ich einige Jahre später schmerzlich erleben müssen.

Diese Schwangerschaft verlief aber glücklicherweise sehr unkompliziert, und mit jeder Woche wurden wir zuversichtlicher, dass wir bald zu dritt sein würden. Der Entbindungstermin war für den 5. März 2011 ausgerechnet. Da Norman am 2. März Geburtstag hat, konnten wir also auf einen Doppelgeburtstag hoffen, außerdem würde unsere Tochter wie ihr Papa das Sternzeichen Fische tragen. Komisch, dass ich an dem Tag, an dem ich den Test gemacht habe, unbedingt hatte Fisch kaufen wollen ...

Wir fühlten uns damals vom Glück geküsst. Ich genoss diese Schwangerschaft in vollen Zügen. Alles war plötzlich so perfekt. Wir erfuhren recht früh, dass es ein Mädchen werden sollte, und das hatten wir uns beide auch gewünscht. Natürlich wünscht man sich in erster Linie ein gesundes und munteres Kind, aber wir hatten beide dieses Gefühl für ein kleines Mädchen. Ein »Mini-Me«. Vielleicht hatten wir auch einfach nur das richtige Bauchgefühl, und unser Wunsch formte sich deswegen so. Ich wusste später auch, dass ein weiteres Kind mit Sicherheit ein Junge werden würde. Sogar geträumt habe ich davon.

Die Öffentlichkeit erfuhr damals erst Ende des sechsten Monats von meiner Schwangerschaft, auch viele Freunde und Bekannte waren überrascht. Ich war nach der Fehlgeburt im Frühjahr einfach nicht bereit gewesen, es früher zu verkünden. Heute würde ich es mit großer Sicherheit anders machen, mittlerweile finde ich Reden viel besser als Schweigen. Ich finde es auch schade, dass ich mich einige Wochen förmlich versteckt habe. Es war so ein tolles Gefühl, als wir die frohe Botschaft endlich mit allen teilten.

Die Gefahr, dass in diesem Schwangerschaftsstadium noch etwas passiert, schwindet auf ein Minimum, dennoch ist es leider nicht ausgeschlossen. Im achten Monat begegnete ich auf einem Event einer sich schon im neunten Monat befindenden Schwangeren. Sie sollte ebenfalls ein Mädchen bekommen. Wir wurden gemeinsam fotografiert und standen sozusagen Bauch an Bauch glücklich auf dem roten Teppich. Zwei Wochen später schlug Norman die Zeitung auf und wurde merklich blass. Ich schaute ihm über die Schulter. Die Frau hatte ihr Baby im neunten Monat verloren. Plötzlicher Kindstod im Mutterleib. Ich setzte mich und weinte um ihr verlorenes Kind. So hart kann das Schicksal zuschlagen. Völlig unerwartet. Immer wieder sah ich die Bilder vor meinem inneren Auge, wie wir da standen, glücklich, strahlend, mit unserem kostbarsten Gut an Bord. Zwei Frauen mit ihren kugelrunden Babybäuchen, in freudiger Erwartung einer wundervollen Zukunft mit ihren Mädchen. In Gedanken versunken streichelte ich nun auch meinen Babybauch und bekam einen kleinen Stups als

Antwort. Ich war überwältigt von Emotionen und wurde auf heftige Weise daran erinnert, wie zerbrechlich das Glück doch sein konnte.

Diese Geschichte ließ mich zum Schluss der Schwangerschaft doch noch nervös werden. Hinzu kam, dass ich in den letzten vier verbleibenden Wochen eine Schwangerschaftscholestase entwickelte. Die Cholestase ist eine seltene Lebererkrankung, die bei 1 bis 2 Schwangeren von etwa 1.000 vorkommt. Bei mir wurde sie ausgelöst durch ein falsch liegendes Kind und dem daraus resultierenden Platzmangel der Organe. Mein Baby drückte auf Leber und Galle, die Gallenflüssigkeit konnte nicht mehr richtig in den Darm abfließen. Es kam zu einem Rückstau der Gallensäure, die dadurch in den Blutkreislauf gelangte. Wenn die Konzentration von Gallensäure im Blut steigt, leidet die Schwangere unter starkem Juckreiz. Ich kratzte mich teilweise blutig und spürte den Juckreiz auch oft unter den Fußsohlen sowie in den Handflächen.

Außerdem war mein Frauenarzt bei einer Untersuchung mit dem Doppler nicht ganz zufrieden. Anhand der Doppler-Untersuchung kann man eine mögliche Unterversorgung des Kindes feststellen. Es wird zum Beispiel die Geschwindigkeit des Blutflusses in der Nabelschnur kontrolliert.

Diese beiden Entwicklungen, der auffällige Doppler und die Cholestase, führten dazu, dass ich am Ende der Schwangerschaft sehr engmaschig kontrolliert werden musste. Ich erinnere mich daran, dass Dr. Küppers eines Tages meinte, da könnte sich etwas zusammenbrauen. Er riet mir, mich darauf einzustellen, dass mein Baby eventuell früher geholt werden müsse.

Das war dann aber gar nicht mehr nötig, denn Jona hatte sich überlegt, sich zehn Tage vor errechnetem Termin auf den Weg zu machen. Damit zerstörte sie nicht nur die Hoffnung auf einen möglichen Doppelgeburtstag mit ihrem Papa, sondern brachte auch den Drehplan meines Arbeitgebers durcheinander.

Hochschwanger hatte ich im Februar 2011 noch für eine wöchentliche Serie des WDR vor der Kamera gestanden. Es war geplant, dass ich acht Wochen nach der Geburt wieder ans Set zurückkehren würde. Natürlich gab es einen alternativen Drehplan, falls ich früher als erwartet ausfallen sollte, und doch wirbelte die frühe Geburt einiges durcheinander. Am Morgen des 24. Februar 2011 war der Fahrer der TV-Produktion schon auf dem Weg, um mich abzuholen, als wir ihn telefonisch erreichten, um ihm mitzuteilen, dass ich heute nicht mehr zur Arbeit kommen würde.

Die Wehen hatten sachte und langsam eingesetzt und wurden über den Tag immer häufiger und stärker. Ich spazierte durch die Gänge des Düsseldorfer Krankenhauses, in dem auch ich 33 Jahre zuvor auf die Welt gekommen war, und stützte mich bei jeder Wehe an Norman ab. Ich hatte mir im Vorfeld überlegt, Jona in einer Geburtswanne zur Welt zu bringen. Ich hatte mich über eine Wassergeburt informiert und freute mich darauf. Natürlich hatte ich auch Respekt davor, »da unten« ein ganzes Baby rauszudrücken, aber ich sagte mir immer, dass schon Milliarden von Frauen vor mir erfolgreich Kinder auf die Welt gebracht hätten. Dann würde ich das wohl auch schaffen.

Als es Abend war, wurden die Wehen immer unangenehmer und kamen in immer kürzeren Abständen. Wow, das sollte man nicht unterschätzen! Es ist ein allgegenwärtiger Schmerz, dem man nicht ausweichen kann. Es konnte meiner Meinung nach nicht mehr lang dauern. Mein Muttermund machte mir aber einen Strich durch die Rechnung, denn er blieb fest verschlossen. Bei einer Untersuchung der zuständigen Hebamme fragte ich noch mal nach, obwohl ich es eigentlich schon wusste: »Okay, wie weit muss der sich noch mal öffnen?«

»So etwa zehn Zentimeter«, sagte die Hebamme.

Mir wurde mulmig zumute. Ich hatte bereits den ganzen Tag lang Wehen gehabt und noch nichts von den zehn Zentimetern geschafft?! Die Motivation sank kurz auf null. Ich bekam ein Medikament, damit ich mich in der Nacht ausruhen und ein wenig Schlaf finden könnte. Genial. Ich fühlte mich, als hätte ich ein bis zwei Gläser Rotwein gesüffelt. Megaangenehm nach dem Schmerzmarathon der letzten zwölf Stunden. Die Wehen nahm ich in der Nacht nur noch dumpf wahr.

Am nächsten Morgen aber waren sie wieder da, genauso heftig und in kurzen Abständen wie am Abend. Wieder wurde ich untersucht, diesmal vom Oberarzt der Geburtshilfe, Dr. García, den ich glücklicherweise schon beim Vorgespräch im Krankenhaus kennenlernen durfte. Er war ein ganz besonderer Arzt, und wir hatten schnell einen Draht zueinander gefunden. Deshalb sagte er jetzt ganz salopp: »Mensch Mädchen. Du bist ja immer noch da.«

»Ja, ich habe auf Sie gewartet«, scherzte ich.

Er kontrollierte den Muttermund. Dieser war nur auf einen Zentimeter eröffnet. Mein Lächeln schwand und wich einem schmerzverzerrten Gesichtsausdruck. Schon überrollte mich die nächste Wehe. Im Drei-Minuten-Takt signalisierte mir mein Körper, dass er gern mit der Geburt loslegen würde. Aber so würde das nichts werden. Gemeinsam überlegten wir, wie es weitergehen sollte. Mir war klar, dass ich die Schmerzen nicht mehr lang aushalten würde. Eine PDA, eine Spritze in die Wirbelsäule, die den Geburtsschmerz reguliert, bekam ich nicht, dies sei erst möglich, wenn der Muttermund mindestens drei bis vier Zentimeter geöffnet sei, erklärte mir der Arzt.

Ich hatte zu dem Zeitpunkt bereits 27 Stunden Wehen hinter mir und fragte mich ernsthaft, wo die restlichen neun Zentimeter herkommen sollten. Außerdem war ich ehrlich gesagt auch schon ganz schön müde. Norman war der Erste, der das Thema Kaiserschnitt in die Runde warf. Nein, das wollte ich nicht. Ich wollte meine Wannengeburt. Andererseits, hier ging gerade nichts vor und nichts zurück. War das normal? Ja, so was könne dauern, versicherte mir Dr. García. Nach einigem Hin und Her entschlossen wir uns doch zu einem Kaiserschnitt. Norman hatte ein gutes Bauchgefühl, und ich vertraute ihm. Gut, dass ich so einen verlässlichen Partner bei der Geburt dabeihatte. Was sich bei dieser Schwangerschaft als absolut richtige Entscheidung herausstellte, sollte allerdings 2018 zu einem weiteren Schicksalsschlag führen – aber das konnte zu diesem Zeitpunkt natürlich keiner wissen.

Kaum hatte ich das Go für den Kaiserschnitt gegeben, stürmte gefühlt eine ganze Armee von Krankenhausmitarbeitern in den Kreißsaal, um mich auf die OP vorzubereiten. Während ich die OP-Strümpfe übergestreift bekam, las mir eine Ärztin den Aufklärungszettel vor, auf dem die möglichen Risiken eines Kaiserschnittes aufgelistet waren. Dann musste ich den unterschreiben. Ich schluckte. An dem Punkt hätte ich am liebsten alles rückgängig gemacht. Aber irgendwie musste das Baby ja raus. Norman wurde ebenfalls für den OP vorbereitet und bekam neben Kittel und Haube einen dezenten Aufkleber mit dem Wort PAPA auf die Brust geklebt.

Dann war es Zeit für die Spinalanästhesie, bei der ähnlich wie bei der PDA, der Periduralanästhesie, die Rückenmarksnerven betäubt werden. Und siehe da: Die Wehen lösten sich in kürzester Zeit in Luft auf. Vom Brustkorb abwärts spürte ich einfach nichts mehr. Wie schön. Aufgeregt lag ich da. Ich bat Norman, der an meinem Kopfende saß, mit mir zu sprechen, während Dr. García das Skalpell ansetzte. Ich war dankbar um das Tuch, das zwischen uns und dem OP-Team gespannt war. Die Vorstellung, bei Bewusstsein aufgeschnitten zu werden, ist etwas angsteinflößend. Während Norman wirres Zeug erzählte und damit meine Aufmerksamkeit auf sich lenkte, ruckelte plötzlich mein ganzer Körper. Als wenn man versuchte, etwas herauszuziehen, das aber irgendwie nicht so ganz will. Ich hörte, wie der Doktor sagte: »Ah, jetzt wissen wir warum!«

Wie ich später erfuhr, war Jona komplett in der Nabelschnur verheddert gewesen. Diese war um ihren Hals, Bauch, um ihre Arme und Beine geschlungen. Deswegen konnte sie unter den Wehen nicht richtig nach unten rutschen und mit dem Köpfchen von oben auf den Muttermund drücken. Sie saß fest. Außerdem hätte sie sich unter der Geburt strangulieren können. Eine weitere Ärztin im OP sagte mir kopfschüttelnd: »Sie wären so oder so hier gelandet. Aber dann mit einem Notkaiserschnitt.« Zum Glück hatte uns unser Bauchgefühl den richtigen Weg signalisiert. Ich war froh, auf Normans Worte gehört zu haben.

Das Nächste was ich im OP hörte, war das erste schrille Schreien unserer Tochter Jona, die uns sofort über dem OP-Tuch gezeigt wurde. Ein violett mit Käseschmiere überzogenes Etwas, das lauthals seinen Unmut kundtat. Norman streckte verzückt die Hand nach ihr aus: »Kann man es anfassen?« Ich muss heute noch lachen, wenn ich an den Satz denke. Damals brach ich von Gefühlen überwältigt in Tränen aus. Da war sie. Unsere Tochter Jona.

Für uns begann an diesem Tag, dem 25. Februar 2011, ein neues Leben. Ein Leben zu dritt. Wir waren plötzlich eine kleine Familie. Wir genossen die neu gewonnene Dreisamkeit, waren sofort schwer verliebt in unsere kleine Zuckererbsen-Perle und wussten insgeheim, von »so was« wollen wir noch mehr.

DEN RICHTIGEN ZEITPUNKT GIBT ES NICHT

Auch wenn wir Frauen, früher oder später, einen Fortpflanzungsplan haben: Den richtigen Zeitpunkt, um schwanger zu werden, gibt es anscheinend nicht. Jedenfalls nicht nach meiner persönlichen Erfahrung. Als ich damals gerade von der Schwangerschaft mit Jona erfahren hatte, bekam ich eine feste Rolle bei der WDR-Serie *Ein Fall für die Anrheiner* angeboten. Es wurden drei männliche und eine weibliche Darstellerin gesucht, die als Polizisten einer Kölner Wache spannende, aber auch lustige Fälle lösen sollten. Beim Casting wusste ich noch nichts von meinem Glück, schwanger zu sein. Als ich es dann herausgefunden hatte, dachte ich schon gar nicht mehr an das Casting, sondern hoffte einfach darauf, dass ich schwanger bleiben würde. Irgendwo dazwischen kam dann allerdings die Zusage der Produktionsfirma. Ich hatte tatsächlich die einzige weibliche Polizistenrolle ergattert! Eine durchgehende Rolle, in einer schon seit Jahren etablierten wöchentlichen Serie, mit der Aussicht, dort mehrere Jahre als Schauspielerin tätig sein zu können! Als Angestellte, auf Lohnsteuerkarte. Mit Anspruch auf Urlaub. Mit dem Anspruch, krank werden zu dürfen, und allen weiteren Vorzügen, die eine Arbeitnehmerin im Gegensatz zu einer Selbstständigen bekommt. Jackpot! Eigentlich.

Die Staffeln wurden jedes Jahr von Anfang Februar bis Ende August produziert. Als ich im Sommer 2010 die Zusage bekam, sagte man mir, dass es für mich im Februar 2011 losgehen sollte. Ich war gerade in der sechsten oder siebten Schwangerschaftswoche. Wir erinnern uns an den Satz: »In den ersten zwölf Wochen sagt man nichts, es kann ja noch so viel passieren!« Also sagte ich am Telefon erst mal nichts und nahm die Nachricht mit verhaltener Freude auf. Normalerweise wäre ich durch das Telefon gesprungen und hätte den Producer vor lauter Dankbarkeit geknutscht. Stattdessen war ich froh, dass er nicht Gedanken lesen konnte. Mir schoss sofort durch den Kopf, dass ich dann zum Staffel-Auftakt direkt eine Pause einlegen müsste, um mein Baby zur Welt zu bringen. Vom Set in den Kreißsaal? Niemals würde eine Produktionsfirma das mitmachen. Außerdem konnte ich mir nicht vorstellen, dass die Produktion es reizvoll finden würde, eine dickbäuchige Schauspielerin kurz vor der Niederkunft in einen fiktiven Polizeidienst einzubinden. Vielleicht etwas zu viel des Guten und natürlich auch mit Risiken verbunden.

Im nächsten Schritt erfuhr ich im Telefongespräch die Konditionen. Wie viele Drehtage man mir für die Staffel garantieren konnte und was ich damit mindestens verdienen würde. Auweia! Das ganze Paket stimmte, bis auf diesen winzig kleinen Umstand in mir, der alle Pläne durchkreuzen würde! Wie sollte ich jetzt reagieren? Mit der Tür ins Haus fallen? Direkt absagen? Die werden mich sicher nicht eine Polizistenrolle spielen lassen, in der ich zuerst mit meinem Dickbauch auf Verbrecherjagd gehe, dann im Anschluss acht Wochen ausfalle und als frischgebackene Mama übermüdet, aber glücklich ans Set zurückkehre. Am besten noch mit Baby im Schlepptau, das gern regelmäßig gestillt werden möchte.

Okay. Ich nahm die Entscheidung innerlich vorweg. Entweder das klappt mit dem Baby oder mit der Rolle. Beides zusammen wird nicht gehen. Während ich dem Producer weiter zuhörte, überlegte ich, dass ich vielleicht doch noch Zeit haben würde, bis die Verträge gemacht wurden. Vielleicht sogar so lang, bis ich wissen würde, ob ich ruhigen Gewissens sagen könnte, dass ich schwanger war oder eben auch nicht. Denn sollte ich das Baby wieder verlieren, hätte ich wenigstens einen Job. Pragmatisch, aber ehrlich. Meine Überlegungen erübrigten sich leider schon direkt mit dem nächsten Satz des Producers: »Wir möchten die Verträge zeitnah machen.«

Okay. Das war es dann wohl. Ohne meine aktuelle Situation zu erläutern, beendete ich erst mal das Telefongespräch. Ich hatte über ein Jahr nicht mehr vor der Kamera gestanden. Ich war aus einer täglichen Serie ausgestiegen, um erneut meiner Passion, dem Eiskunstlaufen, nachzugehen und mit Norman europaweit aufzutreten. Mit der Schwangerschaft und einem Baby würde die Ära Eiskunstlaufen, mit weltweiten Tourneen und Shows, nicht fortgeführt werden können. Zurück zur Schauspielerei zu kommen, mit einer festen Rolle in Köln, das wäre der absolute Hauptgewinn.

Wir wohnten zwar zu diesem Zeitpunkt noch vorübergehend in Dortmund, weil wir dort auf dem Eis für Shows trainierten, aber das könnte man theoretisch auch wieder ändern. Alles wäre perfekt.

Hätte ich nur einen Monat eher erfahren, dass ich schauspielerisch wieder Fuß fassen kann, ich bin mir sicher, wir hätten das »Schwanger-werden-Wollen« verschoben. Alles wäre anders gekommen, und es hätte auch keine Jona gegeben.

Und schon wieder fällt mir ein sehr bekannter Satz ein, den ich aber diesmal anstandslos unterschreiben kann: Erstens kommt es anders und zweitens als man denkt. In diesem Fall sogar in doppelter Hinsicht. Meine Schwangerschaft hielt komplikationslos, und die Produktion reagierte offen und aufgeschlossen. Irgendwann warf ich den alten Leitsatz »In den ersten zwölf Wochen sagt man nichts ...« über Bord und sprach meine Frühschwangerschaft an. Ich war in der achten Woche, als ich aufgeregt der Geschäftsführerin und dem Producer der Produktionsfirma gegenübersaß. Zu diesem Schritt entschloss ich mich, nachdem ich erfahren hatte, dass das Herzchen von Jona schlug. Also gab ich mir einen Ruck und bat im Vorfeld um ein persönliches Gespräch.

»Ich freue mich total, dass es mit der Rolle geklappt hat, und ich möchte ... Also ... ich würde sie auch wirklich gern spielen. Es ist nur so, na ja ... also, ich bin schwanger. Es ist noch sehr früh. Ich bin in der achten Schwangerschaftswoche. Aber das Herz schlägt, und alles sieht gut aus«, stotterte ich vor mich hin. Es war echt komisch, fast fremden Menschen dieses Geheimnis anzuvertrauen. Gespannt schaute ich in die Gesichter der beiden, die mich sofort beglückwünschten und sich für mich freuten.

Der Producer schmunzelte: »Ich habe mir irgendwie schon so was gedacht, als du um ein persönliches Gespräch gebeten hast!«

»Wirklich?« Ich war erstaunt und irgendwie plötzlich auch erleichtert und lockerer. Was miteinander sprechen so bewirken kann! Da man sich in unserer Branche üblicherweise duzt, antwortete ich: »Da hattest du wohl das richtige Bauchgefühl. Tja, jetzt wisst ihr es, und mir ist schon bewusst, dass es ein Problem ist. Also wegen der Rolle und weil der Dreh im Februar anfängt. Der Entbindungstermin wäre der 5. März. Wenn alles nach Plan läuft.«

Die Geschäftsführerin schaute mich an: »Ist es für dich ein Problem, oder denkst du, für uns als Produktion?«

Ich erklärte ehrlich, dass ich davon ausging, dass eine Produktion sich eine »Bald-Mama« nicht unbedingt antun möchte. So war es damals in der Fernsehbranche leider sehr oft. Schwangere Schauspielerinnen oder Mütter mit kleinem Kind waren teils über Jahre nicht mehr präsent. Es könnte ja kompliziert werden. Ausfälle schienen vorprogrammiert zu sein. Für kostenaufwendige, präzise disponierte Produktionen, die bekannterweise immer zu wenig Zeit zur Verfügung haben, keine schöne Vorstellung. In meinem Fall war es für meine beiden Gesprächspartner aber kein Problem. Sie wollten mir weiterhin die Rolle der Polizistin geben!

»Wenn es für dich kein Problem ist, ist es für uns auch keins!«

Dieser Satz war der wunderbare Anfang einer dreijährigen Zusammenarbeit.

Ich drehte im Februar 2011 noch wenige Tage bis zur Geburt, machte die achtwöchige Pause und kehrte mit der Familie im Schlepptau ans Set zurück. Alles, was ich nicht für möglich gehalten hätte, wurde Realität. Ich hatte wieder Fuß gefasst, war mit meinen 33 Jahren eine berufstätige Mutter und hatte den weltallerbesten Mann an meiner Seite. Was noch fehlte, war ein solides Zuhause, in dem wir unsere Tochter groß werden sehen konnten. Also beschäftigten wir uns wie viele junge Eltern mit dem Projekt Nestbau. Wir entschieden uns, im Randgebiet von Köln ein Grundstück für eine Doppelhaushälfte zu kaufen und Bauherren zu werden. Wir wollten endlich richtig sesshaft werden und waren genug umgezogen. Als Eiskunstläufer hatten wir schließlich häufig über Wochen hinweg aus Koffern gelebt und unzählige Wettkämpfe und Tourneen bestritten. Damit sollte jetzt Schluss sein. Parallel suchte Norman nach einem ebenfalls soliden Job und fing schließlich nach dem Elternjahr, inspiriert durch unsere Suche nach dem richtigen Zuhause, als Bauberater für eine Fertighausfirma an.

Mehrmals wurden wir darauf angesprochen, ob wir denn ein weiteres Kind möchten. Jona war damals vielleicht eineinhalb Jahre alt. Natürlich wollten wir das, aber wir gaben ähnlich ausweichende Antworten wie so viele andere Eltern: nicht jetzt. Das wäre wirklich nicht der richtige Zeitpunkt. Wir bauen gerade ein Haus. Das kostet. Norman ist neu in seinem Job, da möchte er sich erst mal etablieren. Tanja hat eine Verlängerung für die nächste Staffel bekommen. Wir wollen uns finanziell erst mal ein bisschen Sicherheit verschaffen. Wir tragen Verantwortung für unser erstes Kind. Wir haben auch noch ein bisschen Zeit. So alt sind wir ja noch nicht.

Meine Güte, waren wir vernünftig! Wir dachten wirklich, wir hätten unseren ultimativen Masterplan aufgestellt, und der würde schon irgendwie klappen. Kinder kriegen war doch nicht besonders schwer! Eine Fehlgeburt hatte ich zwar bereits durch, aber wir waren der Ansicht, dass dies nicht unbedingt noch mal passieren würde. Es war bei Jona ja schließlich auch gut gegangen.

Nur zwei Jahre später, 2013, waren wir dann sehr froh, erst mal vernünftig gewesen zu sein. Meine Serie wurde abgesetzt, und Norman stand noch am Anfang seiner neuen Karriere. Da der überwiegende Teil in seinem Job durch Provisionen verdient wird, konnte er als Quereinsteiger nach knapp einem Jahr unsere Ausgaben noch nicht allein bestreiten. Der Hausbau hatte unsere Ersparnisse erheblich schrumpfen lassen. Wie würde es weitergehen? Würden wir zukünftig alles stemmen können? Würde ich überhaupt mit der Schauspielerei weitermachen können, beziehungsweise in diesem Bereich überhaupt etwas finden können, das mit einem Kleinkind zu vereinbaren wäre? Jona war damals zwei Jahre alt, und ich sorgte mich wirklich um die nahe Zukunft.

Aber dann ging es natürlich doch irgendwie weiter. Bei mir flatterten einige kleinere und größere Projektangebote, wie beispielsweise *Let's Dance,* ins Haus, und ich sagte freudig zu. Und so rutschte das Thema »zweites Kind« immer weiter in den Hintergrund. Ich arbeitete als selbstständige Künstlerin. Jobangebote kamen spontan, und inhaltlich passte eine Schwangerschaft in den meisten Fällen nicht dazu. Nach einem dieser Projekte – das war im Sommer 2014, und Jona war mittlerweile drei Jahre alt – merkte ich aber dann doch, dass ich mich langsam nach einem zweiten Kind sehnte. Ich würde im Juli 37 Jahre alt werden, und mir wurde auf einmal bewusst, dass die vierzig nicht mehr so weit weg war. Unsere Doppelhaus-Nachbarn hatten mittlerweile das zweite Kind bekommen, und ich ertappte mich immer öfter dabei, wie ich verzückt dem Babygebrabbel im Nachbargarten lauschte.

»So langsam wünsche ich mir ein Geschwisterchen für Jona«, verriet ich Norman eines Tages, als wir gemeinsam im Garten werkelten.

Norman legte die Schaufel beiseite. »Ich auch, aber es ist gerade finanziell alles noch so unsicher. Es wäre schade, wenn wir jetzt nicht klug handeln und später das Haus nicht halten können. Ich weiß ja noch nicht, ob ich regelmäßig genug Häuser verkaufe, und du weißt auch nicht, wie oder ob es mit der Schauspielerei und anderen Projekten weitergeht.«

Ich blickte ihn enttäuscht an. Ich wusste ja, dass er recht hatte. Es war nicht der richtige Zeitpunkt. Aber war das nicht immer so? Bei Jona hatten wir nicht lang überlegt, wir waren damals einfach unserem Gefühl gefolgt, obwohl wir zu diesem Zeitpunkt auch nicht wussten, wie es weitergehen konnte und würde. Belohnt wurde ich damals mit einer festen Schauspielrolle für drei Jahre. Da man aber selten zweimal im Lotto gewinnt, konnte ich nicht davon ausgehen, dass sich bei einer erneuten Schwangerschaft zufällig wieder eine willige Produktionsfirma melden würde, die mir einen festen Job anbietet. Außerdem trugen wir nun Verantwortung für ein Kind und wollten das, was wir uns bereits mühevoll aufgebaut hatten, nicht wieder hergeben. Wir hatten beide niemanden, der uns zur Not hätte finanziell unterstützen können, so gern unsere Familien das mit Sicherheit getan hätten.

»Wir haben ja noch ein bisschen Zeit! So alt bist du noch nicht, Kleene«, riss mich Normans Stimme aus meinen Gedanken.

»Aber auch nicht mehr taufrisch. Bei Männern ist das egal, aber meine biologische Uhr tickt«, erwiderte ich mürrisch und bekam dafür einen liebevollen Stups, der mich im Gras landen ließ.

Bevor ich mich beschweren konnte, bekam ich einen Klaps auf den Po: »Wir kriegen schon noch ein Baby, das ist noch alles knackig genug, da tickt noch nichts …«

Wirklich beunruhigt wegen meines Alters war ich ehrlich gesagt auch noch nicht, aber ich wollte nicht unbedingt jenseits der vierzig ein zweites Kind bekommen. Das empfand ich damals als sehr alt. Vierzig ist für eine Frau mit Kinderwunsch definitiv eine wichtige Zahl. Ganz intuitiv wissen wir, dass sich danach etwas entscheidend verändert. Auch mein Frauenarzt sagte einmal zu mir, dass ich bis vierzig entscheiden sollte, ob ich ein zweites Kind möchte.

Medizinisch gesehen war ich mit meinen damals 37 Jahren schon spät dran, und das hat auch leider nichts damit zu tun, ob man sich knackig fühlt, jünger aussieht oder ein fittes, gesundes Leben geführt hat. Schon nach dem 35. Lebensjahr lässt die Qualität der Eizellen bereits stark nach. Was viele nicht wissen: Unsere Eizellen sind genauso alt wie wir, denn wir tragen sie bereits im Körper, wenn wir geboren werden – neue werden später nicht mehr gebildet. Insgesamt geht man von etwa dreihundert bis fünfhundert Eizellen aus, die im Laufe eines Frauenlebens heranreifen. Je älter man wird, desto unwahrscheinlicher wird eine Schwangerschaft. Die Eizellen verlieren an Vitalität, und die Fähigkeit zur gesunden Zellteilung nimmt ab. Die Wahrscheinlichkeit, jenseits der vierzig schwanger zu werden, liegt bei gerade mal zehn Prozent. Im Vergleich dazu: Eine 25-Jährige hat eine Chance von achtzig Prozent, einfach so schwanger zu werden. Das war natürlich mehr als ernüchternd, und diese Erkenntnis war dann auch ein entscheidendes Argument ein knappes Jahr später, im Frühling 2015. Ich bekam das Baby-Thema nicht mehr aus dem Kopf und sprach mit Norman. »Ich werde bald 38, und vielleicht klappt das alles gar nicht mehr so einfach wie bei Jona.«

Ich erklärte ihm, was ich in der Zwischenzeit alles so gelesen hatte. Mein Bauchgefühl sagte mir, dass wir es nicht länger unversucht lassen sollten. Außerdem hatte Norman sich mittlerweile schon etwas besser als Bauberater etabliert. Bei mir lief es weniger gut. Aber vielleicht war das auch ein Zeichen, dass jetzt der richtige Zeitpunkt dafür war, ein Kind zu bekommen?

»Bist du sicher? Aber es sind doch so viele, die auch mit über vierzig noch ein Kind bekommen!«, überlegte Norman.

»Ja, aber ich habe gelesen, dass es eigentlich gar nicht mehr so einfach ist und dass da viele Ü-40-Frauen nachhelfen, aber nicht drüber sprechen«, konterte ich. »Da gibt es zum Beispiel Social Freezing, die Frauen lassen sich in jungen Jahren ihre Eizellen einfrieren. Die können sie dann später einsetzen lassen, einfach aus dem Grund, weil ältere Eizellen irgendwann Schrott sind. Die Dinger sind doch leider so alt wie wir. Klar, es gibt auch eine Eizellspende, wenn nichts mehr geht. Aber dann wäre es ja nicht mehr so richtig mein biologisches Kind.« Intuitiv spürte ich, dass das nichts für mich war. »Und was, wenn ich schwanger werde und es nicht hält? Wie damals, bevor ich mit Jona schwanger wurde? Dann verlieren wir auch wieder Zeit. Dann bin ich vielleicht irgendwann vierzig, und wir haben immer noch kein zweites Kind. Es wird nach hinten raus nicht unbedingt leichter, weil meine Eizellen dann auch vierzig sind, da ist der Prozentsatz noch viel höher, gar nicht schwanger zu werden oder eine Fehlgeburt zu erleiden.« Ich merkte, wie meine Wangen glühten. Was ich uns gerade ausgemalt hatte, war furchtbar. So was wollte ich alles nicht erleben. Eine Fehlentscheidung könnte verheerend sein. Wenn ich den Zug verpasste, würde der nicht den Rückwärtsgang einlegen.

Norman starrte mich derweil an, völlig überrumpelt von meinem leicht hysterisch wirkenden Redeschwall: »Du hast recht. Ich habe mich damit nicht so beschäftigt wie du. Vielleicht lassen wir es einfach passieren. Den richtigen Zeitpunkt gibt es eh nicht.«

Bingo. Ich fiel ihm erleichtert um den Hals und setzte noch am gleichen Tag die Pille ab. Mein Zyklus war sofort wieder superregelmäßig, und ich konnte ausrechnen, wann meine fruchtbaren Tage ungefähr sein mussten. Trotzdem wurde ich über mehrere Zyklen hinweg nicht schwanger. Mittlerweile 38 Jahre alt schob ich das auf mein Alter. Geht halt nicht mehr so schnell wie mit Anfang dreißig. Es gab genug Internet-Lektüren, die mich das gelehrt hatten. Ich war zwar ein bisschen enttäuscht, aber noch nicht panisch oder skeptisch, dass irgendwas nicht stimmen könnte.

Ende 2015 bekam ich dann das Angebot, ab Februar 2016 wieder in das tägliche Serienformat zurückzukehren, das ich 2008 verlassen hatte. Erneut lockten eine Anstellung und ein Jahresvertrag, der das Herz eines jeden Schauspielers höherschlagen lässt, weil er für einige Zeit ein sicheres Einkommen bedeutet. Endlich konnte ich wieder als Schauspielerin arbeiten und auch regelmäßig Geld verdienen. Nicht unerheblich, wenn man Familie hat und weiteren Nachwuchs plant.

Ich nahm das Angebot an, und so entschieden wir, das Baby-Projekt für einige Monate auf Eis zu legen. Wir verhüteten zwar nicht, aber wir umschifften bewusst die »gefährlichen« Tage. Durch den Wiedereinstieg in die Serie wurden mir zusätzlich wahnsinnig viele Nebenjobs angeboten. Ich war plötzlich wieder gut im Geschäft. Ebenfalls für September 2016 war *Ewige Helden* in Spanien geplant – ein großes TV-Projekt des Senders VOX –, auch das würde ich schwanger nicht bestreiten können.

Die Sehnsucht nach einem weiteren Kind konnte ich im Zaum halten, weil ich das komplette Jahr ohne Urlaub und mit nur wenigen freien Wochenenden durchgehend arbeitete. Leider auch zum Leidwesen von Jona, die nach einigen Monaten im Kindergarten auffiel, weil sie sich zurückzog und oft weinte. Ich war die einzige Mama, die sie nie abholte. Nach einem Gespräch mit der Kindergartenleitung weinte ich bitterlich auf dem Parkplatz neben der Kita. Es tat mir so weh zu hören, dass es Jona nicht gut ging. Ich wollte beruflich alles hinschmeißen. Es brach mir das Herz, wenn ich daran dachte, wie unglücklich Jona war.

Die Umstellung, dass ich als Mama plötzlich recht wenig präsent war, war für die damals Fünfjährige von jetzt auf gleich gekommen. Da ich von null auf hundert in das Serienprojekt einstieg, hatten wir keine Möglichkeit, unser Kind daran zu gewöhnen. Jona konnte schwer verstehen, dass morgens, wenn sie aufwachte, Mama schon längst in der Maske der Produktion saß und abends später nach Hause kam als geplant. Drehtage können manchmal höllisch lang sein. Ich hatte in diesem Jahr, zusammengerechnet mit den Nebenjobs und der Vorbereitung auf die Drehtage, oft eine Sechzig-Stunden-Woche, die ich anstandslos durchzog. Es war, als wollte ich vorarbeiten, denn mein Fortpflanzungsplan steckte ja nur in der Warteschleife.

Trotzdem durfte ich mein Kind, das schon da war, darüber nicht vergessen. Das wurde mir nach dem Gespräch im Kindergarten schmerzlich bewusst. Natürlich hatte ich schon vorher gespürt, dass es für Jona nicht ideal war. Aber als Freiberufler muss man Chancen, die vielleicht nie wiederkommen, einfach ergreifen. Diesen Balanceakt kennt sicher jede berufstätige Mama, und auch das schlechte Gewissen, nicht allem gerecht zu werden. Ich steckte in einer Zwickmühle, die ich im Folgejahr lösen wollte, indem ich beruflich etwas kürzertreten und das Thema Familienplanung wieder aufnehmen würde.

Ich hatte also in 2016 beruflich Gas gegeben und alle Jobs, die man mir anbot, angenommen, damit ich neue finanzielle Reserven aufbauen konnte, um ab 2017 entspannt den Fokus auf das Schwangerwerden richten zu können. Ende 2016 bekam ich dann einen weiteren Jahresvertrag für Februar 2017 bis Februar 2018 angeboten, den ich annahm, nachdem sich die Produktion auf mehr Urlaub und auch auf unbezahlte Auszeiten meinerseits eingelassen hatte, damit ich mehr für Jona da sein konnte – was auch besser klappte.

Ich erinnere mich noch, wie ich eines Abends im Winter 2016 zu Norman sagte: »2017 ist der richtige Zeitpunkt für ein zweites Kind. Du bist mittlerweile echt erfolgreich in deinem Job. Ich arbeite und habe einen neuen Vertrag in der Tasche. Wir haben wieder ein gutes finanzielles Polster. Außerdem glaube ich, dass heute oder morgen ein Ei springt, weil ich den Mittelschmerz gehörig spüre.« Ohne eine Reaktion abzuwarten, ergänzte ich: »Auf die Betten, fertig, los!« Mit diesem Satz sprintete ich die Treppe ins Schlafzimmer hoch, gefolgt von einem lachenden Norman, der dieser Aufforderung gern nachkam.

Ich war der Überzeugung, dass wir den richtigen Zeitpunkt gefunden hatten und dass ich nun ganz entspannt im Laufe des Jahres schwanger werden würde, auch wenn ich mittlerweile 39 Jahre alt war. Norman hatte damals die Theorie, dass ich in den Zyklen, in denen wir es zwei Jahre zuvor, 2015, aktiv versucht hatten, kopfmäßig einfach blockiert und nicht bereit gewesen war. Vielleicht wegen möglicher Existenzängste.

Dass im zurückliegenden Jahr, als wir die gefährlichen Tage lediglich umschifft hatten, nichts, aber auch so gar nichts »aus Versehen« passiert war, machte uns überhaupt nicht stutzig. Wir schoben es auf unser »Geschick« und höchstens noch auf den Stress. Stress ist doch bekanntermaßen ein Empfängniskiller. Dachten wir. Sagt jeder. Wieder so ein Satz, den wir bedingungslos annahmen. Wie gedankenlos. Gäbe es dann nicht noch viel weniger Kinder? Eine Gesellschaft, die, von einem stressigen Alltag geprägt, kopflos den Dingen hinterherrennt und viel zu wenig hinterfragt oder reflektiert? So wie wir die angeblichen Gewissheiten zum Thema Kinderwunsch zu wenig hinterfragten? Ein Arzt sollte mir ein Jahr später sagen: »Stress verhindert keine Schwangerschaft, welch einfache Verhütung wäre das!«

Das Nachdenken über den »richtigen Zeitpunkt« sollte uns schon ziemlich bald zur bitteren Erkenntnis führen, dass unser Kinderwunsch sich nicht so einfach in die Tat umsetzen lassen würde.

EIN GANZES LANGES JAHR

Ich erinnere mich noch heute daran, wie ich 2017 nach dem Januar-Zyklus in Tränen ausbrach, als meine Periode kam. Jetzt, wo wir es seit Kurzem wieder gezielt versuchten, hatte ich auf ein schnelles positives Schwangerschaftsergebnis gehofft. Es waren fast zwei Jahre vergangen, seit ich die Pille abgesetzt hatte. Ein zweites Kind wollte ich eigentlich schon seit drei Jahren. Ich hatte genug vom Vernünftigsein. Ich wollte es mir auch nicht mehr schönreden, wie toll wir uns unser Leben aufgebaut hätten und dass alles gut sei, wie es war. Mir fehlte was. Ich hatte noch Platz in meinem Herzen und wollte einem weiteren Kind diesen schenken.

Durch Jona haben wir gemerkt, wie toll das Leben mit Kind ist. Sie machte uns von Anfang an Lust auf mehr, weil sie unser Leben enorm bereicherte. Wir liebten die Jahre der Dreisamkeit. Ja, wir hatten im vergangenen Jahr viel gearbeitet, wahrscheinlich zu viel – aber das war zu einem großen Teil der Unsicherheit geschuldet gewesen, der man als Selbstständiger ausgesetzt ist. Und dafür hatten wir auch in unserer ganz persönlichen Freiheit zurückgesteckt, wenn man das überhaupt so nennen kann, denn uns fehlte nichts. Wir gehören zu den Eltern, die lieber ihre Hobbys aufgeben, um jede freie Sekunde mit ihrem Kind zu verbringen. Urlaub ohne Kind, das wäre nicht vorstellbar für uns. Zu sehr würden wir Jona vermissen. Zusammen leben und erleben – das war es, was für uns zählte. Wir liebten es, auf dem Spielplatz gemeinsam mit unserer Tochter zu klettern oder zusammen die Rutsche hinunterzurutschen, Zuckerwatte zu essen oder Hand in Hand in Pfützen zu hüpfen. Es war, als könnte man selbst noch mal Kind sein. Wir sahen die Welt mit Jonas Augen, und für diese Erfahrung waren wir unendlich dankbar.

Und nun, als ich wieder einmal meine Periode bekommen hatte, saß ich da und heulte. Lang unterdrückte Gefühle kamen hoch. Ich spürte, dass es mich doch viel Kraft gekostet hatte, meinen Kinderwunsch im Zaum zu halten. Er war nie weg gewesen, und so musste ich mir eingestehen, ihn einfach nur durch viel Arbeit verdrängt zu haben. Ich ärgerte mich, dass wir nicht direkt 2014 versucht hatten, schwanger zu werden, denn im Jahr danach hatte ich beruflich fast nichts zu tun gehabt. Das wäre doch der richtige Zeitpunkt gewesen, hätte da nicht die liebe Vernunft dazwischengefunkt. Wir hätten es vielleicht einfach wagen sollen. Aber wie sagt man so schön: hätte, hätte, Fahrradkette.

Ich dachte noch ein Weilchen nach, und mir wurde bewusst: Es ist Nonsens, über vergangene Entscheidungen zu grübeln. Es verändert nichts mehr. Gleichzeitig beschlich mich allerdings die Sorge, vielleicht den richtigen Zeitpunkt für immer verpasst zu haben. Irgendwie war da mal wieder so ein Bauchgefühl. Noch nicht sehr ausgeprägt, und ich konnte es auch noch nicht richtig zuordnen, aber die Tränen flossen nicht umsonst, das spürte ich.

Norman tröstete mich: »Ach, Kleene, das wird schon. Gib dem Ganzen etwas Zeit«, sagte er, während er mir ein Taschentuch reichte und mich in den Arm nahm.

»Ich weiß gar nicht, warum ich gerade so heule. Vielleicht einfach nur, weil wir es jetzt wieder 'ne Weile so aktiv versuchen wie 2015, und ich dachte ... Ach, ich weiß auch nicht, was ich dachte. Jetzt kann es ja nicht an irgendwelchen Existenzängsten liegen. Ist doch alles gut, finanziell gesehen. Aber irgendwie ist auch nicht alles gut. Ich habe ein komisches Gefühl, kann das aber überhaupt nicht einordnen. Vielleicht einfach die Enttäuschung.«

Norman strich mir behutsam eine Haarsträhne aus dem Gesicht. »Frau Ungeduld geht es nicht schnell genug.«

»Frau Ungeduld ist 39 Jahre alt! Vielleicht bekommen wir gerade schon die Quittung dafür, dass wir das Kinderkriegen immer weiter nach hinten geschoben haben!«

Auch wenn ich wusste, dass es Quatsch war, zu viel über die Vergangenheit zu grübeln: Es gelang mir nicht wirklich, die Unentschlossenheit der vergangenen Jahre auszublenden, denn es passierte die nächsten Monate über einfach überhaupt nichts. Ich wurde nicht schwanger. Mein Zyklus lief nach wie vor präzise wie ein Uhrwerk. Etwas kürzer mittlerweile, aber auf die Periode war alle 25 bis 27 Tage Verlass. Leider. Jeden Monat hoffte ich ab der zweiten Zyklushälfte tagelang, schwanger zu sein, und diese Hoffnung wurde mit den ersten Tropfen der Regelblutung in einer Sekunde zerschlagen. Ich hasste es.

Warum wollte es nicht klappen? Um mich herum sah ich zu diesem Zeitpunkt überall nur noch Schwangere. In der Familie, im Freundeskreis und im Umfeld. Allein in der Produktion, in der ich weiterhin drehte, gab es drei Maskenbildnerinnen, die gleichzeitig schwanger geworden waren und denen ich jeden Tag dabei zuschauen durfte, wie ihre Bäuche wuchsen. Ich freute mich für die Mädels und malte mir insgeheim aus, wie ich vielleicht in nicht allzu ferner Zukunft dazugehören würde. Wie schön waren diese Frauen mit ihren kleinen Bäuchen! Und wie glücklich sie aussahen! Eine werdende Mama strahlt immer etwas Besonderes aus, finde ich. Auch wenn die eine oder andere sich nicht so toll fühlt, weil die Morgenübelkeit den ganzen Tag anhält oder der wachsende Bauch beschwerlich wird. In diesem Jahr kaufte ich innerhalb von zwei Monaten acht Geschenke für anstehende Geburten. Wie sehr ich hoffte, bald eine eigene Wunschliste für Babysachen zu erstellen, brauche ich wohl nicht zu erwähnen. Die Auswahl der ersten zwei bis drei Sachen machte noch Spaß. Aber von Geschenk zu Geschenk wurde ich wehmütiger. Ich wollte nicht nur für andere Babybodys aussuchen.

Irgendwo dazwischen kam wieder mal meine Periode, und dann war alles doppelt doof. Sie ärgerte mich sowieso gern und kam in einigen Zyklen genau vor Arbeitsbeginn!

»Tanja, wir starten in fünf Minuten«, sagte der Set-Runner eines Morgens in der Kantine zu mir.

»Okay, dann gehe ich schnell noch mal zur Toilette und komme direkt ins Studio.«

Ich hatte ein bisschen Unterleibsziehen, und die Brüste taten weh, was für mich in der zweiten Zyklushälfte normal war. So was können Schwangerschaftssymptome sein, aber eben auch Vorboten der anstehenden Menstruation. Natürlich hoffte ich in diesem Monat, genau wie in allen anderen, dass es mein NMT (Nicht-Menstruations-Tag) werden sollte.

Auf der Toilette wurde ich dann eines Besseren belehrt. Da war sie wieder, die rote Pest. Aus, vorbei. Wieder fast zwei Wochen Hoffnung in einem Moment zerschlagen. Zum jetzt mittlerweile wievielten Mal? Ich starrte die weißen Fliesen vor mir an, auf dem sich das kalte Licht einer Neonröhre spiegelte. Warum klappte es nicht? Wut stieg in mir auf, und ich versuchte krampfhaft, die Tränen zu unterdrücken. Ich war bereits für den Dreh geschminkt. Wahrscheinlich wartete man im Studio schon, und der ein oder andere würde sicher denken, die Schauspielerin braucht heute wohl eine Extraeinladung, um sich zum Set zu bequemen. Okay, Tanja. Reiß dich zusammen! Du hast keine Zeit zum Trübsalblasen, und es gibt jetzt keine Möglichkeit, sich irgendwo zu verstecken, um den Gefühlen Luft zu machen. Da war ich auf dem stillen Örtchen tatsächlich noch am besten aufgehoben.

Auf einmal hörte ich, wie sich die Tür zum Korridor öffnete und jemand den kleinen Toilettenraum betrat. Ich atmete tief durch, entriegelte die Tür und stand vor einer Kollegin. Eine Komparsin, die mir keine Fragen stellen würde, wäre mir lieber gewesen.

»Alles okay?«, fragte sie in einem einfühlsamen Ton.

»Ja, ich ... habe nur meine Tage bekommen und ganz schöne Unterleibsschmerzen. Echt heftig, das hat mir gerade ein bisschen die Tränen in die Augen getrieben. Würde am liebsten mit einer Wärmflasche ins Bett.«

»Oh, das kenne ich, ich habe was dagegen, kannst ja nachher mal in meine Garderobe kommen. Oder brauchst du jetzt sofort was?«

»Nee, nee, geht schon, danke. Ich muss ins Studio, die warten bestimmt schon alle!« Mit diesen Worten verließ ich hastig die Toilette und stürmte Richtung Studio-Eingang, vorbei an einem auf seine Armbanduhr deutenden Set-Runner.

Am Set fiel es mir schwer, mich zu konzentrieren; unablässig geisterte die WARUM-Frage durch meinen Kopf, und ich war froh, als endlich die Mittagspause eingeläutet wurde. Ich zog mich in meine Garderobe zurück und stöberte in Kinderwunschforen nach Antworten.

Geschichten von Leidensgenossinnen zu lesen, half mir erneut über die Tage bis zum nächsten Eisprung. Es gab auch

Zyklen, in denen ich die Periode einfach nicht akzeptieren konnte und immer wieder nach Berichten suchte, in denen Frauen trotz Regelblutung schwanger waren. Wobei das dann natürlich nicht die Regelblutungen sind, sondern schwangerschaftsbedingte Blutungen, die bei 25 Prozent der Frauen vor allem zu Beginn einer Schwangerschaft auftreten können. Sie haben aber nichts mit der eigentlichen Periode zu tun. Ich hoffte, so ein Fall zu sein, und machte zur Sicherheit in einigen Zyklen noch zwei bis drei weitere Schwangerschaftstests, immer in der Hoffnung, einen zweiten Strich vorzufinden.

Mittlerweile hatte ich mir einen nicht unerheblichen Vorrat an Schwangerschaftstests zugelegt. Natürlich nicht alle in der Drogerie gekauft. Wie peinlich wäre das gewesen, wenn ich gleich den ganzen Karton aus dem Regal genommen hätte und damit zur Kasse geeilt wäre? Außerdem sind die Tests aus dem Drogeriemarkt nicht gerade günstig.

Online gibt es die einfachen Teststreifen im praktischen 25er-Pack schon für fünf bis sechs Euro. Diese kleinen billigen Teststreifen haben mir immer äußerst zuverlässig angezeigt, dass ich nicht schwanger bin.

Ich weiß nicht, wie viele ich über die Jahre in einem kleinen ausgemusterten Zahnputzbecher versenkt habe, den ich für meine Testungen nutzte. Ich werde allerdings nie vergessen, wie ich jedes Mal auf den Streifen starrte und nach einem Hauch von zweitem Strich suchte. Vielleicht wenigstens ein Schatten? Nein? Vielleicht ist der kaputt? Ich mache noch einen. Ich erinnere mich, wie oft ich die Streifen gegen das Licht hielt und sie in jedem Winkel begutachtete. War da vielleicht was? Das tat ich manchmal so lang, bis mir die Augen brannten und der blütenweiße Teststreifen vor meinem Auge verschwamm.

Im Internet schaute ich mir parallel Fotos von positiven Tests an, las Diskussionen über Verdunstungslinien und klammerte mich an Berichte, wo der Test einfach sehr spät positiv wurde. Auch zu diesem Thema findet man unzählige anonyme Beiträge in diversen Schwangerschaftsforen.

Ganze Testreihen werden dort zur Schau gestellt. Ordentlich aufgeklebt auf Papier, mit Datum und Notizen versehen. Man findet positive und negative Verläufe oder auch unterschiedliche Schwangerschaftstests, die nebeneinandergelegt werden, um deren jeweilige Intensität vergleichen zu können. Dazu wird notiert, an welchem Tag nach dem Eisprung der Test gemacht wurde. Auch zu diesem Thema finden sich genügend Frauen, die aus ihrem Wunsch eine Wissenschaft machen. Nur half dieses Wissen schlussendlich nicht. Jedenfalls nicht mir. Ich wurde zwar zur Testexpertin, aber leider nicht schwanger.

Ich begann, mich zusätzlich wieder auf die LH-Tests, die die fruchtbaren Tage anzeigen, zu konzentrieren. Auch die gibt es übrigens in der Großpackung online zu bestellen. Um dem Ganzen noch die Krone aufzusetzen, kaufte ich mir dann aus Unsicherheit meinem eigentlich guten Körpergefühl gegenüber einen Fertilitätsmonitor. Dieser misst die Konzentration des luteinisierenden Hormons sowie des Östrogens und zeigt die fruchtbaren Tage an. Außerdem speicherte der Monitor die zurückliegenden Monate, und ich konnte eintragen, wann ich meine Periode hatte oder wann wir »geherzelt« hatten. Der Monitor war für mich ein tolles Spielzeug – letztlich bestätigte er aber nur das, was ich sowieso wusste.

Nach wie vor spürte ich den Mittelschmerz und wusste durch Selbstbeobachtung, wann die fruchtbaren Tage waren. Genau an solchen Tagen zeigte sich auch der Smiley im Display des Fertilitätsmonitors, wenn ich den Test zur Analyse in das Gerät steckte. Norman und ich gaben dann unser Bestes, und egal wie müde wir von der Arbeit waren oder wie wenig Zeit wir auch hatten, wir nutzten jede Möglichkeit.

»Wann musst du los?«, fragte ich einmal im Bad.

»In zwanzig Minuten. Ist es schon wieder so weit?«, fragte Norman schmunzelnd zurück. Ich nickte.

Eine Zeit lang hatten wir nur Sex im Dienste der Befruchtung. Wir wollten alles richtig machen und merkten gar nicht, dass wir eigentlich schon viel zu viel darüber nachdenken mussten, wie man zum Ziel kommen könnte. Wir lebten jeden Monat nach der Devise »Viel hilft viel«, weil es bei Jona schließlich auch so geklappt hatte. Aber es half nichts: Wir wurden immer wieder auf den Boden der Tatsachen zurückgeworfen.

Es wussten nur sehr wenige, dass wir an einem zweiten Kind bastelten, und trotzdem blieb mir im engsten Familienkreis nicht der Ratschlag erspart, dass ich vielleicht einfach mal den Kopf freikriegen müsse. Dann würde das auch bestimmt klappen. Ich solle mich nicht so darauf versteifen. Bei solchen Sätzen riss mir fast die Hutschnur.

Ich hätte alle Kalender, Fertilitätsmonitore oder sonstige Hilfsmittel zur Bestimmung der fruchtbaren Tage auf den Mond schießen können, denn meine Selbstbeobachtung und mein Körpergefühl sagten mir immer zuverlässig, wann es so weit war. Wie soll man das dann bitte schön aus dem Kopf streichen oder nicht drüber nachdenken? Dann hätte ich mein Gehirn mit auf den Mond schießen müssen, was wiederum wenig hilfreich gewesen wäre, weil das LH, das für den Eisprung zuständig ist, in der Hirnanhangdrüse gebildet wird. Ein Teufelskreis.

Aber wie das immer so ist, einmal gesagt, schwirrten diese Mutmaßungen doch in meinem Kopf herum. Machten wir uns zu viel Druck? Waren unsere arbeitsreichen Jobs schuld? Konnte Sex auf Kommando kontraproduktiv sein? War ich vielleicht zu verkrampft? Was könnte ich wie besser machen? Vielleicht mal ein Tapetenwechsel?

Mit diesen Überlegungen war ich natürlich schon wieder weit davon entfernt, es »einfach passieren zu lassen«.

Am Ende half uns auch ein Urlaub nicht. Nicht die Seeluft während unserer traumhaften Kreuzfahrt oder das Gute-Laune-Wetter auf Sardinien im Anschluss. Entspannt, mit Erinnerungen an laue Sommerabende im Gepäck, kehrte ich »nicht schwanger« von unserer dreiwöchigen Reise zurück.

Was konnte ich noch tun? Ich steuerte geradewegs auf meinen vierzigsten Geburtstag zu, der mir in Anbetracht des Kinderwunsches ein mulmiges Gefühl in der Magengegend verursachte. Vierzig Jahre. Wir erinnern uns, die Eizellen einer Frau sind genauso alt wie sie selbst. Nicht von Vorteil. Ich überlegte und recherchierte, was sich noch alles kontraproduktiv ausgewirkt haben könnte. Ich arbeitete viel. Vielleicht doch zu viel Stress. Ich war als Eiskunstläuferin häufig extremer Kälte ausgesetzt gewesen. Irgendwo hatte ich gelesen, dass die Eierstöcke das nicht mögen, und darüber völlig vergessen, dass Familien am Nordpol ja auch Kinder bekommen.

Dann musste ich bei den Dreharbeiten häufig in einer Badewanne sitzen. Ist das vielleicht auch nicht gut? Was stört die Fruchtbarkeit denn vielleicht noch so? In jeder freien Minute las ich und betrieb Ursachenforschung. Ich versuchte, mich gesund zu ernähren, und konsumierte Lebensmittel, die fruchtbarkeitsfördernd sein sollten.

In unserem Kühlschrank türmten sich die Packungen mit Granatapfelkernen. Der Granatapfel gilt schon seit Jahrtausenden als Symbol für Fruchtbarkeit. Also futterte ich jeden Tag eine halbe Schale der teuren Kerne, in der Hoffnung, die personifizierte Göttin der Fruchtbarkeit zu werden. Besondere Aufmerksamkeit schenkte ich der Thematik »pimp my eggs«. Um die Qualität der Eizellen zu verbessern, nahm ich monatelang eine spezielle Kombination hoch dosierter Nahrungsergänzungsmittel zu mir: Zink, Selen, Vitamin D, Ubiquinol, Omega 3 und Folsäure. Nun war ich den ganzen Tag damit beschäftigt, die einzelnen Pillen und Pülverchen meinem Körper sinnvoll zuzuführen. Das eine Präparat bitte mit etwas Fetthaltigem einnehmen, Zink nicht zusammen mit Selen, und mindestens drei bis vier Monate vor der Umsetzung des Kinderwunsches starten, denn so lang brauchen die Eizellen, um zu reifen. Ich erwartete also, dass nach spätestens vier Monaten das Super-Ei hüpfen müsste. Vollgepumpt mit den besten Ingredienzen würde die Eizelle – in den Jungbrunnen gefallen – vielleicht das Top-Ausflugsziel einiger Hundert Spermien werden, die sich darum reißen, die kleine Kugel zu erobern. Und bäm, schwanger!

Mein Optimismus wurde allerdings auch dadurch nicht belohnt. Keiner meiner Teststreifen zeigte am Ende eines Zyklus auch nur einen Hauch von einer Schwangerschaft an. Als wäre ich steril oder völlig unfruchtbar. Dafür aber fit wie Popeye nach seinem Spinat.

Wütend warf ich den Medikamentendispenser, den ich extra für die exakte Einnahme gekauft hatte, in die Ecke. War ich wirklich zu alt, um noch ein Kind zu bekommen? Warum wurde ich nicht schwanger?

Mein vierzigster Geburtstag stand emotional unter keinem guten Stern. Die Dreharbeiten an diesem Tag lenkten mich ein wenig ab, aber ich war eigentlich fassungslos, dass das eintrat, was ich Norman fast eineinhalb Jahre zuvor im Bad prophezeit hatte. Vierzig Jahre und kein zweites Kind. Generell habe ich kein Problem mit meinem Alter. Auch heutzutage nicht. Aber damals beförderte mich die vierzig aufgrund des Kinderwunsches in eine seelisch bedenkliche Lage. Ich war immer mehr davon überzeugt, dass wir die Quittung dafür kassierten, alles so lang rausgezögert zu haben. Ich war müde vom Lesen und Recherchieren und Rumdoktern. Ich hatte für September 2017 bereits einen Termin beim Frauenarzt vereinbart, wo ich das Thema neben der jährlichen Vorsorge gemeinsam mit Dr. Küppers näher beleuchten wollte.

Irgendwas stimmt hier nicht, sagte mein Bauchgefühl. Du bist alt, sagte mein Verstand.

Als ich im September dann endlich bei Dr. Küppers saß, war ich zufällig gerade in der Mitte des Zyklus. Ich sagte dem Arzt, dass ich vermutete, kurz vor dem Eisprung zu stehen, und dass der Fertilitätsmonitor mir das ebenfalls anzeigte.

Dr. Küppers schlug vor, per Ultraschall zu schauen, ob an den Eierstöcken Follikel zu sehen seien. Follikel sind Bläschen, in denen die Eizellen reifen. Es entwickeln sich pro Zyklus einige wenige Bläschen am Eierstock, von denen einer zum dominanten Follikel heranreift, der dann das Ei freigibt. Nach dem Eisprung wandert es aus dem Eierstock heraus in den Eileiter. Dort trifft es dann im Bestfall auf einige liebestolle Spermien, die versuchen, in das Ei einzudringen. Das schnellste gewinnt und hat eine Chance auf Leben.

Nachdem Dr. Küppers mir erklärt hatte, dass es nicht selten ein Jahr und mehr dauern könne, bis eine Schwangerschaft eintrete, begann er mit der Untersuchung. »So, Frau Szewczenko. Links sieht es gar nicht so schlecht aus.« Er drehte den Monitor in meine Richtung und zeigte mir über den Ultraschall meinen Eierstock mit mehreren kleinen Follikeln und einem größeren, den er auch vermaß. »Der linke Follikel hat bereits eine Größe von 19 Millimetern und könnte bald springen. Und hier auf der rechten Seite sieht es ja noch besser aus! Da kommen wir sogar auf 22 Millimeter!«

Zwei potenzielle Kandidaten kurz vor dem Eisprung, schoss es mir aufgeregt durch den Kopf. Endlich mal ein Beweis, schwarz auf weiß im Ultraschall! Da habe ich meine Eier doch ganz gut auf Vordermann gepimpt. Vielleicht springen die sogar gleichzeitig. Passiert bei älteren Frauen ja gern mal. So entstehen zweieiige Zwillinge. Mir würde ja eins schon reichen. Aber eine doppelte Chance gibt es mit Sicherheit nicht in jedem Zyklus. Die musste genutzt werden.

Ich grinste Dr. Küppers freudig an. »Na, dann sag ich mal schnellstens meinem Mann Bescheid.«

»Tun Sie das«, erwiderte er lachend. »Wenn sich allerdings bis zum Jahreswechsel nichts getan hat, dann sprechen wir noch mal.«

Hoch motiviert fuhr ich nach Hause und bereitete alles für ein nettes kleines Schäferstündchen vor.

Was ich nicht ahnte: Der emotionale Fall nach diesem Zyklus würde noch tiefer sein als in den Zyklen davor. Ich dachte, jetzt müsste es doch wirklich klappen, schließlich hatte ich beim Arzt einen eindeutigen Beweis bekommen, dass da unten noch alles funktionierte. Eins von zwei möglichen Eiern musste doch gesprungen sein!

Ich verstand die Welt nicht mehr. Was war nur das Problem? Dr. Küppers hatte noch erwähnt, dass Norman zum Urologen gehen könnte, um ein Spermiogramm machen zu lassen. Ein unkomplizierter Weg, um die Samenqualität zu untersuchen. Das Einzige, was Mann dabei machen muss, ist, in ein steriles Becherchen zu ejakulieren. Im Labor wird das Ejakulat dann auf die Spermienanzahl, die Beweglichkeit, die Morphologie und die Vitalität untersucht.

Aber in dieses Thema musste ich mich nicht groß reindenken, denn Norman schlug selbst vor, sofort einen Termin zu machen, und im November 2017 war es dann so weit. Er tat tapfer das, was ein Mann tun muss, und gab die Probe ab. Mit roten Wangen verließ er die Praxis des Urologen. Ich war wahnsinnig stolz auf ihn und auch dankbar. Ich musste ihn nicht überreden oder bitten. Ich hatte gehört, dass es manchen Männern schwerfällt, in Betracht zu ziehen, der Verursacher des nicht erfüllten Kinderwunsches zu sein. Nun hatten wir bereits eine Tochter, die auf natürlichem Weg gezeugt worden war, und deswegen erwartete Norman auch kein negatives Ergebnis, vielleicht fiel es ihm deswegen etwas leichter.

Für die Ursachenforschung ist es auf jeden Fall wichtig, jedes mögliche Problem zu beleuchten. Zum Kindermachen gehören nun mal Frau und Mann. Da sollte sich das männliche Geschlecht nicht einfach ausklinken, als wäre die Zeugungsfähigkeit eines Mannes unantastbar. Denn das ist sie leider in einigen Fällen doch nicht. Ich kann jedem Paar mit unerfülltem Kinderwunsch nur raten, sich dem Problem über das Ausschlussverfahren zu nähern und offen zu sein für die verschiedensten Möglichkeiten, auf die ich in diesem Buch auch noch näher eingehen werde.

Ich erinnere mich noch sehr genau an den verregneten Novembertag, als wir das Ergebnis des Spermiogrammes bekamen. Wir saßen gerade im Auto, um Jona gemeinsam von der Schule abzuholen. Das Telefon klingelte, und Norman hielt auf der wenig befahrenen Seitenstraße einfach an. »Der Urologe!«, sagte er aufgeregt.

Er nahm das Gespräch übers Handy entgegen, sodass ich nur hören konnte, was Norman sagte: »Ja ... okay ... vielen Dank!«

Angespannt starrte ich ihn an, bis er das Gespräch beendet hatte. »Und? Haben die irgendwas gefunden?«

»Nein, bei mir ist alles in Ordnung. Spermiogramm sieht gut aus«, sagte er erleichtert.

Obwohl ich mich für ihn freute, begann ich gleichzeitig, bitterlich zu weinen. Also war ich es! Es lag tatsächlich an mir. Ich schlug die Hände vors Gesicht und schluchzte: »Ich freue mich ja, dass bei dir alles okay ist. Aber das ist gerade für mich eine Ohrfeige. Dann kann es ja nur noch an mir liegen. Ich ...« Mir versagte die Stimme.

Wir hatten es ein ganzes langes Jahr versucht. Jeden Zyklus genutzt. Dazu die Zyklen im Jahr 2015. Summa summarum also bestimmt schon 16 bis 18 Versuche. Dann atmete ich tief durch und wischte meine Tränen weg. »Langsam verstehe ich, dass ich 2016 auch nicht aus Versehen schwanger wurde. Irgendwas geht da nicht mehr bei mir.«

Diese Erkenntnis ließ mich in das erste tiefe Loch fallen.

Sofort nach Normans Ergebnis vereinbarten wir erneut einen Termin mit Dr. Küppers, dieser sollte im Januar 2018 stattfinden. So war ich noch mehrere Wochen mit meinen Gedanken auf mich allein gestellt. Natürlich konnte ich nicht einfach untätig dasitzen und auf den Termin warten. Wieder einmal betrieb ich im Internet Ursachenforschung und fahndete nach ähnlichen Erlebnissen von Leidensgenossinnen. Ich tauchte ab in die Foren, begann aber gleichzeitig, mich in mein Schneckenhaus zurückzuziehen. Das mache ich immer, wenn es mir nicht gut geht. Ich muss die Dinge mit mir selbst ausmachen, brauche Zeit und Raum zum Nachdenken.

In den Wochen vor Weihnachten beschäftigte ich mich so viel mit dem Thema, dass ich mich irgendwann völlig ausgebrannt und leer fühlte.

Ich zog weiterhin meinen Job durch, aber eine Pause hätte mir wahrscheinlich gutgetan. Da kam aber wieder die Disziplin einer Leistungssportlerin durch, die gelernt hatte weiterzumachen. Also ging ich pflichtbewusst zur Arbeit, behielt meine Sorgen und Nöte für mich und isolierte mich in jeder freien Minute oder in den Pausen von Kollegen und anderen Mitarbeitern. Ich wollte nicht, dass unser Kinderwunschproblem auch noch am Arbeitsplatz zum Thema wird. Es ging nicht jeden was an. Ich wollte keine mitleidigen Blicke, und ich wusste, dass einfach viel zu viel getratscht wurde. Weiß es einer, wissen es alle. Ein wenig Angst hatte ich auch davor, vielleicht keinen weiteren Jahresvertrag zu bekommen. Eine Schauspielerin mit Kinderwunsch, Mutter- und Kündigungsschutz passt manchmal nicht in jede weit im Voraus geplante Geschichte einer täglichen Serie.

Nachdem die Maskenbildnerinnen 2017 ihre Kinder zur Welt gebracht hatten, wurde auch eine Schauspielkollegin schwanger. Ich freute mich für sie, und sie war eine der wenigen Menschen, denen ich zwischenzeitlich doch ganz leise sagte, dass wir auch gern noch ein Kind haben würden. Ich gönnte ihr die Schwangerschaft von Herzen, aber es schmerzte mich so ungemein, dass es kaum zu ertragen war.

Genauso ging es mir mit unseren Nachbarn, die plötzlich verkündeten, das dritte Kind zu erwarten. Ich weiß noch, wie Norman an einem Freitagabend nebenan ein an uns adressiertes Paket abholte und mir beim Zurückkommen erzählte: »Du, Beate ist im vierten Monat schwanger, hat sie mir eben erzählt.« Er sagte es vorsichtig.

Ich hatte mir gerade ein Glas Wein eingegossen, weil ich ja nicht schwanger war, und nach dieser Nachricht goss ich noch mal ordentlich nach. »Schön«, sagte ich emotionslos. Mehr konnte ich nicht sagen.

Mir fiel ein, dass meine Nachbarin vor noch nicht allzu langer Zeit bei der Einschulungsfeier von Jona den Sekt abgelehnt hatte, weil sie erst was essen wollte, und dann am Ende gar keinen Sekt genommen hatte. Ich ließ mich auf einen Küchenstuhl fallen und trank drei großzügige Schlucke Grauburgunder. »Na, dann herzlichen Glückwunsch«, sagte ich traurig.

Ich schreibe das hier ganz ehrlich und offen, und heute steigen mir Tränen in die Augen, wenn ich an diesen Moment zurückdenke. Zum ersten Mal in meinem Leben war es mir schwergefallen, mich für eine Schwangere zu freuen. Das ist jetzt bitte nicht zu verwechseln mit nicht gönnen! Ich gönnte unseren Nachbarn ein weiteres Kind. Sie waren bereits tolle Eltern von zwei Mädchen. Aber ich konnte mich nicht freuen.

Plötzlich fühlte ich all den zurückgehaltenen Schmerz der letzten Tage, Wochen und Monate. Es war schon so viel Zeit vergangen, seitdem ich ein zweites Kind wollte. Die Schwangerschaft meiner Nachbarin öffnete ein Fass voller schmerzlicher Emotionen. Das war ich: enttäuscht. Traurig. Wütend. Alle kriegten ein Kind oder auch zwei, in der Zeit, in der ich eins will. Warum durfte es nicht sein? War ich nur zum Arbeiten geboren, oder was? Ich leerte mein Weinglas und goss nach. Ist Freitag, ist egal, dachte ich mir.

Schließlich fing ich an zu weinen, und wieder mal war es Norman, der mich behutsam auffing, indem er mir den Raum gab, mir verbal Luft zu machen. Er nahm mich wortlos in den Arm, während ich weiter schluchzte. »Alle sind schwanger oder haben in letzter Zeit ein Baby bekommen. Ich sehe überall nur noch dicke Bäuche, Kinderwagen und Babys. Ich kann manchmal keinen klaren Gedanken mehr fassen. Es quält mich. Alle anderen bekommen Kinder. Nur ich nicht. Und dann lese ich über eine Frau, die ihr Baby weggeschmissen hat. In den Müll! Weg-ge-schmissen!«, schrie ich verzweifelt. »Warum lässt das Schicksal zu, dass Frauen Kinder bekommen, die sie wegschmeißen? Da kriegen Leute Kinder, die es überhaupt nicht verdient haben. Die das nicht wertschätzen und Leben zerstören. Oder sie gehen feiern und wissen nach dem Karneval nicht mal den Namen des Erzeugers, weil es gleich bei einem Mal passiert ist. Ich brauch kein beschissenes teures Auto, keine Luxustasche. Ich will keinem Hobby nachgehen. Ich will nicht golfen oder zum Yoga. Ich habe keine Lust auf Mädelsabende oder ein romantisches Wochenende. Ich will doch nur ein Baby!« Mir versagte die Stimme, ich sank auf den Küchenboden und heulte wie ein Schlosshund.

Norman nahm mich in den Arm und wiegte mich sanft hin und her, damit ich mich beruhigte. Er streichelte mich und küsste mich auf den Kopf. »Kleene, wir kriegen das alles hin. Es wird alles gut. Wir besprechen das bald mit Dr. Küppers. Wir werden einen Weg finden.«

Ab diesem Punkt zog ich mich noch mehr in mein Schneckenhaus zurück. Ich hoffte, unserer Nachbarin nicht zu begegnen.

Ich wusste, ich würde in Tränen ausbrechen. Das wollte ich nicht. Ich wollte ihr Glück nicht mit meinem Schmerz konfrontieren. Das gehörte nicht dahin. Es sollte nicht zu ihrem Problem werden. Ich wollte diese Situation vermeiden und schämte mich dafür, dass ich mich nicht mehr für eine Schwangere freuen konnte. Damit niemand aufsteigende Tränen sah, sobald mir ein Kinderwagen entgegenkam, ging ich nur noch mit Sonnenbrille spazieren. Ich übersprang die Berichterstattung über Schwangerschaften im Netz, und überhaupt versuchte ich, mich von allem fernzuhalten, was mit dem Thema zu tun hatte. Der Wunsch nach einem zweiten Kind zermürbte mich. Ich fühlte mich hilflos und allein. Es war eine Einsamkeit, die mit Schweigen einhergeht. Ich hatte das Gefühl, dass hier was falsch läuft, und nicht, dass es nicht sein sollte.

Hätte ich mehr über meinen unerfüllten Kinderwunsch sprechen sollen? Offensiver mit dem Thema umgehen? Aus heutiger Sicht ja, denn dann wäre ich wieder einmal nicht so allein gewesen mit meinem Problem. Aber keiner kann aus seiner Haut. Ich bin ein Mensch, der, wenn es sich um etwas Ernsthaftes handelt, vieles mit sich selbst ausmacht. Und dann gibt es Menschen, denen es hilft, Dinge anzusprechen, die es loswerden müssen. Es sollte alles erlaubt sein. Und vor allem sollte man nicht vorschnell verurteilt werden, wenn man eine Zeit lang etwas bedrückt ist.

Wie sehr unsere Gesellschaft erwartet, dass man allzeit guter Laune ist, würde ich in der Arbeit erfahren. Meine Gemütslage und auch meine Zurückgezogenheit fielen zu diesem Zeitpunkt natürlich auch dort auf. Ich wurde immer ruhiger, arbeitete die zu absolvierenden Szenen ab und flüchtete in den Pausen sofort in meine Garderobe. Manchmal schlief ich dort erschöpft ein, weil meine Gedanken weiter rotierten. Warum, wieso, weshalb. Parallel die Suche nach einer Antwort in unzähligen Foren, Blogs oder Artikeln.

An einem der vielen Drehtage sprach mich ein Maskenbildner vorsichtig am Set an, ob denn alles in Ordnung sei. Eine so simple Frage brachte mich schon aus der Fassung, und ich kämpfte mit den Tränen. Er zog mich zur Seite und reparierte ohne ein weiteres Wort mein Augen-Make-up, wofür ich ihm unendlich dankbar war. Nicht nur für das Schminken, sondern dafür, dass er verstanden hatte, dass es mir nicht gut ging, und dass er den Umstand einfach so akzeptierte und nicht weiterbohrte, um seine eigene Neugier zu befriedigen.

Anders sollte es mir bei einem Schauspielkollegen ergehen, der mich wenige Sekunden vor einem Take hinter der Kulisse überraschend ansprach. Ich hatte an diesem Morgen mit niemandem am Set ein privates Wort gewechselt. Der Kollege und ich warteten gerade auf das Auftrittszeichen, das sehr leise per Walkie-Talkie gegeben werden sollte. Plötzlich fragte er, was mit mir los sei. Da dies überhaupt nicht der richtige Ort oder Moment für ein solches Gespräch war, winkte ich reflexartig ab und bedeutete ihm, still zu sein. Kurz brachte er mich aus dem Konzept. Mich zu diesem Zeitpunkt, an dem ich mich ganz auf meinen Auftritt konzentrieren musste, auf meine private Gemütslage anzusprechen, war recht unsensibel.

Und er ließ nicht locker. Nachdem die Szene abgedreht war, kam der Kollege in der Kantine im Beisein von anderen Mitarbeitern auf mich zu und sprach mich erneut, aber diesmal öffentlich und etwas aufgebracht an: »Wir müssen reden. So geht das nicht. Du ignorierst mich. So kann ich nicht arbeiten!«

Uff. Bitte jetzt nicht auch noch ein Schauspielkollege, der sich von mir zurückgestoßen fühlt, weil ich wenige Augenblicke vor dem Take abgewinkt und seine Neugierde zu meinem Gemützstand nicht mit einer Antwort befriedigt habe.

Ich starrte ihn müde an: »Ich ignoriere dich nicht. Wenn es den Anschein hatte, tut es mir leid. Mir geht es im Moment nicht so gut ...«

Weiter kam ich nicht, denn der Kollege schüttelte den Kopf, fiel mir ins Wort und holte weiter aus. In meinem Kopf drehte sich alles. Ich bemerkte, wie er immer aufgebrachter wurde und mich für mein Verhalten rügte, gleichzeitig rauschte es immer lauter in meinen Ohren. Mein Herz schlug heftig. Ich schloss kurz die Augen. Die Kantine war halb voll. Mitarbeiter aus den Büros, die Küchenfrau, Komparsen, Schauspieler. Was erwartete mein Gegenüber da? Was sollte das überhaupt? Ich verstand die Welt nicht mehr, während er sich immer weiter in Rage redete. Ich saß da und wurde stiller und stiller, die Vorwürfe trafen mich wie Wurfgeschosse. Noch einmal versuchte ich, mich mitzuteilen, zu signalisieren, dass es für mein Verhalten einen persönlichen Grund gab. Ich fühlte mich verwundbar und in die Enge getrieben und gab es schließlich auf. Es wurden Begründungen erwartet – und ich war nicht bereit, diese vor versammelter Mannschaft zu liefern.

Nachdem der Kollege wutentbrannt den Raum verlassen hatte, blieb ich verbal geohrfeigt zurück. Wie hatte es zu dieser Auseinandersetzung kommen können? War ich schuld? Ich war ruhiger als sonst gewesen. Zurückgezogener. Nachdenklicher. Trotzdem erfüllte ich meinen Job. Ich hatte mich lediglich bei den meisten Privatgesprächen ausgeklammert. War mit meinem Kopf bei meinem Problem und nutzte Wartezeiten am

Set, um zu meinem Kinderwunsch zu recherchieren. Aber war ich verpflichtet, dies mit Kollegen zu teilen? Wir müssen keinen Seelenstriptease machen, wenn wir es nicht wollen, aber leider wird das in unserer Gesellschaft allzu häufig erwartet. Es wäre schön, wenn mehr Menschen so reagieren würden wie der Maskenbildner. Dir geht es nicht gut. Das habe ich gemerkt. Ich habe dich gefragt, und damit habe ich dir auch gezeigt, dass ich da bin, falls du mich brauchst. Punkt.

Wenn ein Mensch plötzlich anders ist oder sich zurückzieht, hat es meistens einen Grund. Den Grund muss man nicht kennen, um den Umstand zu akzeptieren.

Damals hatte ich keine Kraft, den Anschuldigungen meines Kollegen die Stirn zu bieten. Ich lag emotional am Boden. Der zweite Jahresvertrag lief bald aus, und eine Schwangerschaft war nicht in Sicht. Ich war mittlerweile vierzigeinhalb Jahre alt, es kamen immer stärkere Zweifel auf. War es das jetzt gewesen? War ich so doof und hatte tatsächlich das noch mögliche Zeitfenster zum Kinderkriegen verpasst?

Niemals zuvor hatte ich mir so sehr gewünscht, die Zeit zurückdrehen zu können, um alles anders zu machen. Ich spürte, dass wir allein nicht mehr weiterkommen würden, und sehnte den Termin beim Frauenarzt herbei. Ich wusste intuitiv, dass wir noch einen langen Weg vor uns haben würden. Mein Bauchgefühl machte mir Angst, denn es sagte mir, dass das hier gerade nur der Anfang war.

DIE WELT DER KÜNSTLICHEN BEFRUCHTUNG

Das Jahr 2018 startete nicht gut. Gleich zu Beginn ereilte uns im Januar die Schweinegrippe. Als Nächstes brach ich mir im Februar während einer Fernsehshow den großen Zeh und kam gerade so um eine OP herum. Parallel dazu wurde mir ein entzündeter und irreparabler Zahn gezogen, der während des Heilungsprozesses eine hässliche Lücke hinterließ, die man sehen konnte, wenn ich lächelte. Das sollte aber nur der Anfang von noch viel düstereren Geschehnissen in diesem Jahr sein.

Bei dem Termin im Januar hatte Dr. Küppers uns nach einem kurzen Gespräch empfohlen, einen Termin bei einem Kinderwunschzentrum auszumachen, um den Dingen auf den Grund zu gehen. Mit meinem orthopädischen Schuh und besagter Zahnlücke saß ich zwei Monate später zusammen mit Norman aufgeregt im Wartebereich des Universitären Kinderwunschzentrums (UniKiD) in Düsseldorf.

Schon einen Termin zu vereinbaren, war reine Glückssache gewesen, das Telefon war über Stunden hinweg besetzt. Nun bestätigten die wuselige Atmosphäre und das volle Wartezimmer meinen Eindruck: Wir waren bei Weitem nicht die Einzigen, die einen unerfüllten Kinderwunsch hatten. Verstohlen musterte ich die anderen Paare. Jüngere, ältere, verschiedene Nationen. Hier war alles vertreten. Ob ich wohl erkannt werden würde? Ich ließ mein Haar etwas mehr ins Gesicht fallen. Muss ja morgen nicht gleich in der Zeitung stehen, dachte ich. Um ehrlich zu sein, schämte ich mich fast sogar ein bisschen. Es war mir unangenehm, obwohl mir klar war, dass hier alle Paare im gleichen Boot saßen. Schließlich kam der Professor und rief uns mit seiner tiefen, aber freundlichen Stimme persönlich auf: »Familie Szewczenko, bitte!«

Einige Köpfe schnellten genauso hoch wie ich von meinem Sitzplatz. Meine Wangen glühten vor Aufregung. Norman folgte mir, während ich wenig elegant auf den Professor zuhumpelte. Er begrüßte mich leicht irritiert.

»Ich hätte Sie gern ohne Klumpschuh, aber mit Zahn kennengelernt, nur habe ich mir den großen Zeh gebrochen, und dann wollte auch mein Zahn nicht mehr. Aber am Kinderwunsch hat sich nichts geändert.«

Der Professor lachte laut auf und bedeutete uns, ihm zu folgen.

Im Besprechungsraum kamen wir recht schnell zur Sache, und der Professor klärte uns nach der Anamnese kurz über die Welt der künstlichen Befruchtung auf: Statistiken, Baby-Take-Home-Rate, Möglichkeiten an dieser Klinik. Ich muss ehrlich gestehen, ich konnte vor lauter Aufregung kaum folgen und erinnere mich nur noch dunkel an dieses erste Gespräch. Es folgte noch eine gynäkologische Untersuchung, die unauffällig war, und ich wurde zur Blutabnahme geschickt, um die Hormonwerte zu bestimmen.

Norman sollte erneut ein Spermiogramm machen. Ich grinste ihn an. »Da hast du ja schon Übung drin.«

Auch der Professor lächelte kurz und fuhr fort: »Wenn uns die Ergebnisse vorliegen, besprechen wir die weiteren Schritte, wenn nötig.«

Das war es dann auch schon. Irgendwie ernüchternd. Ich weiß nicht genau, was ich von diesem ersten Termin erwartet hatte, aber definitiv mehr Antworten, die mir natürlich an diesem Punkt niemand geben konnte. Trotzdem war ich auch zuversichtlich nach dem Gespräch, weil ich das Gefühl hatte, Verantwortung abgeben zu dürfen, und mich nicht mehr allein mit meinem Problem fühlen musste. Ich hoffte, dass mir bald die Frage, WARUM es nicht klappen durfte, beantwortet werden würde.

Als wir die Klinik verließen, entdeckte ich ein großes Schild am Eingang: »Die Anfänge stehen in unserer Macht, über den Ausgang entscheidet das Schicksal.« Ich trat hinaus ins Sonnenlicht und nahm Normans Hand, der die meine sanft drückte. Wie würde unser Schicksal entscheiden?

Einige Tage später lagen die Ergebnisse vor, und wir fuhren erwartungsvoll nach Düsseldorf. Während Norman sein Spermiogramm abholte, erfuhr ich alles über meinen Hormonstatus. Meine Schilddrüse funktionierte vorbildlich. Die Werte lagen in einem Bereich, den man für Frauen, die Probleme mit der Schilddrüse haben, erreichen möchte – auch dies ist eine häufige Ursache für einen unerfüllten Kinderwunsch. Das waren schon mal gute Nachrichten. Generell war, wie bei der gynäkologischen Untersuchung beim ersten Termin, auch bei den Hormonen alles im grünen Bereich, mit Ausnahme meines AMH-Werts. Die Konzentration des Anti-Müller-Hormons, die zur Einschätzung der ovarialen Reserven dient, war niedrig. Der Wert lag bei nur 0,5 Nanogramm pro Milliliter. Das war wenig, aber vertretbar: Frauen zwischen 18 und 30 Jahren haben in der Regel einen Wert von eins bis fünf Nanogramm pro Milliliter. Ist der AMH-Wert nicht mehr nachweisbar, dauert es im Schnitt drei bis fünf Jahre bis zur Menopause. Okay, das war keine Top-Ausgangslage, aber auch nicht aussichtslos. Die Ärztin, die an diesem Tag die Ergebnisse mit mir besprach, meinte: »Ein niedriger AMH-Wert allein ist überhaupt nicht aussagekräftig. Viel interessanter ist im Zusammenspiel der Wert des follikelstimulierenden Hormons, kurz FSH genannt. Es bewirkt unter anderem das Heranreifen des Eies im Eierstock, ist also für die Fruchtbarkeit wichtig. Ihr FSH-Wert ist vollkommen in Ordnung.«

»Das freut mich«, sagte ich. »Aber warum werde ich dann trotzdem nicht schwanger? Gibt es noch andere Dinge, die man abklären müsste?« Ich wollte unbedingt den Fehler finden.

»Man kann vieles untersuchen, aber nicht alles auf einmal«, sagte die Ärztin.

Mit meinen Werten war die Ärztin zufrieden, okay. Aber warum war ich in mehr als zwanzig Zyklen nicht schwanger geworden? Vielleicht hatte ich verklebte Eileiter oder eine unentdeckte Endometriose? Das sind Schleimhautwucherungen außerhalb der Gebärmutter. Meine Geduld war längst am Ende, ich wollte die Antwort finden, und zwar so schnell wie möglich. Es konnte ja nicht einfach alles okay sein. Mir gefiel es nicht, dass wir uns, Untersuchung für Untersuchung, über ein Ausschlussverfahren an die Lösung herantasten mussten. Es ging mir alles viel zu langsam.

Nach diesem Termin wartete ich draußen im Klinikpark auf Norman. Wir sollten noch ein gemeinsames Gespräch beim Professor haben. Norman kam mit einem leicht verwirrten Gesichtsausdruck auf mich zu. Ich hatte mich auf eine Bank auf dem Unigelände gesetzt und blickte ihn irritiert an. Warum schaute er so? Es konnte ja keine weltbewegende neue Erkenntnis gewonnen worden sein, ein Spermiogramm hatte er schließlich bereits in Köln gemacht.

Er ließ sich neben mich auf die Bank fallen und gab mir einen flüchtigen Kuss: »Ich weiß nicht, ob ich das alles richtig verstanden habe. Ich soll Zink und Folsäure nehmen, und es ist was gefunden worden.«

Ich setzte mich kerzengerade auf. »Was denn?«

Norman überlegte. »Also, wenn ich das richtig verstanden habe, war die Rede von Antikörpern auf dem Sperma. Aber näher wurde das nicht erklärt. Das wird uns wahrscheinlich gleich der Professor erläutern.«

Ich schaute verdutzt und ebenso irritiert wie Norman. »So was habe ich weder gehört noch gelesen – und ich habe eine Menge gelesen!« Ich stand auf und blickte Richtung Eingang des Kinderwunschzentrums. Konnte das des Rätsels Lösung sein?

Ja, es konnte. Im Gespräch mit dem Professor wurde uns klar, dass wir zwanzig Zyklen lang einen aussichtslosen Kampf gekämpft hatten.

»Wir sind tatsächlich fündig geworden. Der MAR-Test ist positiv«, eröffnete der Professor das Gespräch.

Norman brannte eine Frage besonders auf der Seele: »Mir wurde eben bereits mitgeteilt, dass das Spermiogramm dahingehend auffällig war. Ich wundere mich nur, weil mein Spermiogramm im November völlig okay war. Der Urologe in Köln sagte, es gebe keine Auffälligkeiten!«

Der Professor kramte in den Unterlagen, wir hatten die alten Ergebnisse beim ersten Termin mitgebracht. »Da haben wir es. Es wurde gar kein MAR-Test in Köln gemacht.«

Norman und ich schauten uns fassungslos an. Warum wurde so was nicht automatisch mitgetestet? In mir stieg Ärger hoch. Wir waren Laien, wir konnten nicht wissen, was bei einem Spermiogramm alles abgeklärt werden musste. Der Urologe hätte das aber doch in Betracht ziehen müssen. Damit hatten wir ein weiteres halbes Jahr verschenkt!

»Sie haben ASA, Anti-Spermien-Antikörper. Das sind Eiweißmoleküle, die sich an die Spermien haften und so einiges anrichten können. Die Spermien können durch diese Antikörper bewegungsunfähig werden oder auch miteinander verklumpen. Sie verlieren dann häufig die Fähigkeit, den Zervixschleim zu passieren, oder sie werden durch die Anti-Spermien-Antikörper daran gehindert, sich auf der Eizelle zu binden und die Zellmembran zu durchdringen. Damit ist eine Befruchtung so gut wie unmöglich. Das wäre unwahrscheinlicher als ein Sechser im Lotto«, führte der Professor aus.

Bäm ... Vor meinem geistigen Auge sah ich drei verstrichene Jahre, in denen wir geglaubt hatten, schwanger werden zu können, was aber gar nicht möglich gewesen war, weil Normans Sperma, von kleinen lästigen Eiweißmolekülen attackiert, in die Knie gezwungen wurde. Für einen Moment war es still im Raum. Diese Erkenntnis musste erst mal bei uns ankommen.

Norman fand als Erster die Sprache wieder: »Wieso habe ich das denn plötzlich? Unsere Tochter wurde auf natürlichem Weg, völlig unkompliziert, gezeugt. Da muss noch alles in Ordnung gewesen sein! Kann man das behandeln?«

Der Professor lehnte sich in seinem Bürostuhl zurück: »Die Anti-Spermien-Antikörper werden häufig bei Männern gefunden, die eine Vasektomie haben machen lassen, also eine Sterilisation, was bei Ihnen ja nicht der Fall ist. In Betracht kommen noch Hodenverletzungen oder Infektionen. Man kann versuchen, mit hoch dosierten Kortikoiden die Menge an Antikörpern zu reduzieren. Beseitigen kann man sie damit aber nicht. Außerdem ist so eine Behandlung gesundheitlich bedenklich.« Der Professor legte erneut eine Pause ein und ließ seine Worte auf uns wirken. Wir saßen also in einer Sackgasse fest. »Ich würde Ihnen auf jeden Fall raten, einen Postkoitaltest zu machen.«

»Was ist das?«, fragte ich neugierig.

»Wir untersuchen bis spätestens zwölf Stunden nach dem Geschlechtsverkehr den Zervixschleim und schauen, was die Spermien Ihres Mannes so machen. Da der Zervixschleim nur um den Eisprung herum so beschaffen ist, dass Spermien ihn durchdringen können, werden wir hierzu ein Zyklusmonitoring machen. Damit startet man in der Regel um den siebten bis zehnten Zyklustag. In Verbindung mit einer oder mehreren Blutentnahmen zur Bestimmung des Fortpflanzungshormons Östradiol können wir herausfinden, wann Ihr Eisprung voraussichtlich stattfindet. Diesen unterstützen wir dann mit der Ovitrelle. Das ist eine eisprungauslösende Spritze, die Sie sich zu einem bestimmten Zeitpunkt, den wir Ihnen nennen, selbst injizieren. Genauso geben wir Ihnen den Zeitpunkt für den Geschlechtsverkehr vor.«

Ich starrte den Doktor an. Wow. Das hörte sich durchdacht und wenig romantisch an. Dann blickte ich zu Norman, der etwas überfordert wirkte, nachdem er gerade erst seine Diagnose um die Ohren gehauen bekommen hatte. »Okay, ich denke, das machen wir dann einfach mal. Ich müsste übrigens ungefähr bei Zyklustag sieben, acht oder neun sein«, antwortete ich. Ich kramte mein Handy heraus und schaute nach. Schon seit Monaten trug ich immer den ersten Zyklustag in den Kalender ein. »Ja, Tag acht!«, sagte ich erfreut. Nicht wieder drei Wochen und mehr auf irgendwas warten. Danke, liebes Schicksal, das war mal ein gutes Timing!

»Prima, dann machen wir einen Ultraschall, und ich schicke Sie noch zur Blutentnahme. Wenn wir die Ergebnisse haben, werden Sie benachrichtigt, wann wir den nächsten Schall machen oder ob es so weit ist. Das Rezept für die Spritze gebe ich Ihnen gleich mit. Gegenüber in der Apotheke haben sie die Spritzen meistens vorrätig. Dort wird Ihnen auch gern noch mal die Anwendung erklärt.«

Ich nickte eifrig. »Ich musste mich schon selbst spritzen, als ich einen Gips hatte. Deswegen denke ich, dass ich das hinkriege. Ich hoffe nur, dass sich das alles mit meinen Arbeitszeiten vereinbaren lässt. Ich kann den Dreharbeiten nicht einfach so fernbleiben. Auch spontan einen Tag Urlaub zu nehmen, ist nicht möglich. Die Disposition ist sehr komplex, und ein Ausfall löst immer eine mittlere Katastrophe aus!«

Der Professor nickte. »Verstehe, besprechen Sie das mit den Schwestern. Wenn Eisprung und Arbeitszeit nicht passen, müssen wir es verschieben.«

Ich betete, dass ich Glück haben würde, während ich zur Blutabnahme eilte. Im schlimmsten Fall müsste ich mich krankmelden. Aber da klopfte direkt mein schlechtes Gewissen an. Ich nahm mir vor, das spontan zu entscheiden.

Wir kauften vor der Rückfahrt noch die eisprungauslösende Spritze, und schon saßen wir im Auto. Ein komisches Gefühl, plötzlich den Grund für unseren unerfüllten Kinderwunsch zu kennen und eine Diagnose zu haben. Norman sagte nicht viel. Ich konnte mir vorstellen, wie er sich fühlte. Plötzlich hatte sich das Blatt gewendet, und er war zum Verursacher unseres Problems geworden.

Ich spürte, dass ihn diese Tatsache beschäftigte. »Hey«, sagte ich vorsichtig, »am Schluss ist es doch egal, an wem es liegt. Wir haben zusammen ein Problem. Du hast mir keinen Vorwurf daraus gemacht, und ich werde dir auch keinen machen. Und wer weiß, was bei dem Test noch rauskommt. Vielleicht mag mein Körper deine Spermien nicht mehr. Das ist auch möglich, habe ich gerade unter dem Begriff Postkoitaltest nachgelesen. Als Frau kann man auch Antikörper haben. Ich glaube echt, es gibt nichts, was es nicht gibt.«

»Ja, kann sein«, antwortete Norman bedrückt. »Ich hätte das nur einfach nie gedacht. Ich habe noch nie von so was gehört. Und ich frage mich auch, wann oder wodurch ich das bekommen habe. Infektion, sagte der Doktor. Hodenverletzung. Beides ist mir nicht bekannt!«

Ich zuckte mit den Schultern. »Vielleicht hattest du irgendwas, was du nicht gemerkt hast. Anders kann ich es mir auch nicht erklären.« Ich griff nach Normans Hand und drückte sie. Mehr brauchte es nicht. Wir würden zusammenstehen und gemeinsam schauen, wo uns diese Reise nun hinführte.

»Ich hätte nie gedacht, dass wir mal in einer Kinderwunschklinik landen«, raunte Norman.

»Ich auch nicht. Aber irgendwie fühle ich mich besser. Nicht mehr allein mit der Verantwortung. Ich bin froh, dass wir etwas herausgefunden haben. Wir kennen jetzt auf jeden Fall schon mal den Feind, und dem werden wir irgendwie die Stirn bieten!« Für einen kurzen Moment war ich zuversichtlich. Endlich gab es etwas, das wir bekämpfen konnten, und deswegen war es auch egal, wer der Verursacher war. Norman konnte ja auch nichts dafür. Das Wichtigste war, dass ich endlich eine Antwort auf die Warum-Frage bekommen hatte. Sie hatte mich so sehr umgetrieben.

Nach einem weiteren Untersuchungstermin wenige Tage später war es dann so weit. Mir wurde telefonisch eine genaue Uhrzeit genannt, wann ich mir die Spritze setzen sollte, damit der Eisprung ausgelöst würde. Am Folgetag, pünktlich um 23.45 Uhr, müsste der Geschlechtsverkehr stattfinden. Am übernächsten Tag sollte ich dann um 9.30 Uhr für den Postkoitaltest in der Klinik vorbeikommen.

Ich hatte Glück, alles passte, und ich war für diese Uhrzeit nicht für einen Dreh eingeteilt!

Die Spritze zu setzen, kostete etwas Überwindung. Als es so weit war, verschanzte ich mich im Badezimmer und schloss die Tür ab, damit Jona nicht zufällig reinplatzte. Wie hätte ich einer Siebenjährigen erklären sollen, was Mama da machte. »Meine Mama bekommt ein Baby. Die hat sich das Baby mit der Spritze in den Bauch gespritzt, weil beim Papa was kaputt ist.« Diese mögliche kindliche Gerüchteküche wollte ich gern vermeiden. Ich platzierte mich auf den Badewannenrand, setzte die Nadel auf die Spritze, desinfizierte eine Stelle am Bauch und formte mit der Hand eine Speckrolle. Dann wollen wir mal. Meine Handflächen wurden feucht, und ich merkte, wie ich ein bisschen zitterte. Mutig pikste ich die Nadel durch die Haut. Nach einem kurzen Gefühl des Widerstands versank diese komplett in meinem Bauchfett. Und Schuss. Es brannte leicht. Ich zog die Nadel raus, und es war vollbracht. Das war die erste Spritze von sehr vielen, die noch folgen sollten.

Ein bisschen stolz verließ ich das Bad und gesellte mich zu Jona ins Kinderzimmer, um ein wenig mit ihr zu spielen. Wie gern hätte ich ihr ein Geschwisterchen geschenkt. Sie fragte sehr oft danach. Sie fühlte sich allein, während alle ihre Freunde Schwestern oder Brüder hatten. Die meisten sagten ihr, dass Geschwister nur nerven würden und man als Einzelkind doch mehr Geschenke bekomme. Ihre Freunde konnten natürlich nicht wissen, dass es auch Nachteile hat, das einzige Kind in der

Familie zu sein. Die Eltern zu zweit. Jona allein. Der Fokus einhundert Prozent auf sie gerichtet. Kein anderes Kind, das auch mal geschimpft wurde, wenn es Mist gebaut hatte. So was vermisste Jona. Sie hatte ihre beste Freundin Cleo, die bis heute an ihrer Seite ist und mit der sie ein geschwisterliches Verhältnis pflegt, aber es ist nun mal nicht wie eine richtige Schwester oder ein richtiger Bruder.

Ich selbst bin ein Einzelkind, und mir hat auch immer eine richtige Schwester oder ein Bruder gefehlt, bis heute. Ich hätte da gern jemanden an meiner Seite gewusst. Ich glaube, dass es schön ist, wenn es im Leben eine Person gibt, mit der man familiär verbunden ist. Vor allem, wenn es die Eltern eines Tages nicht mehr gibt. Ich wollte Jona die Möglichkeit auf eine fortbestehende Familie in der Zukunft schenken. Sie würde dann eines Tages vielleicht nicht nur Schwester sein, sondern auch Tante. Sie könnte Nichten und Neffen bekommen und hoffentlich natürlich ihre eigenen Kinder. Sie wäre dann nicht allein.

Ich strich Jona beim Spielen über den Kopf. Wie dankbar ich war, so eine wundervolle Tochter zu haben. Manchen Paaren war ja noch nicht einmal ein Kind vergönnt. Mein unerfüllter Kinderwunsch für Kind Nummer zwei hatte, wenn ich es mir recht überlegte, auch etwas Gutes: Noch mehr als zuvor erkannte ich, wie wertvoll unsere Tochter ist. Es führte mir vor Augen, dass es nicht selbstverständlich ist, ein Kind zu haben. Mir wurde klar, dass ich achtsam mit diesem Geschenk umgehen und es weiterhin wertschätzen sollte. Ich lachte in dieser Zeit, wenn überhaupt, für Jona, denn mir selbst war nicht mehr zum Lachen. Aber für meine Tochter verließ ich mein Schneckenhaus, was sehr gesund war und mir guttat. Unsere Prinzessin machte es mir in vielen Momenten leichter.

Nur leider nicht am folgenden Abend! Unsere Maus hatte Probleme einzuschlafen, und wir näherten uns der vorgegebenen Zeit für unser Schäferstündchen. 23.45 Uhr, hatte mir die Schwester telefonisch durchgegeben. Wir kamen gehörig ins Schwitzen. Wir erlaubten Jona, im Bett noch eine Folge einer Zeichentrickserie zu schauen, stellten ihr tolle Sachen für die nächsten Tage in Aussicht und schielten immer wieder auf die Uhr, während sie plötzlich zu später Stunde redselig wurde und uns Anekdoten aus der Schule unterbreitete. Prima. Die Uhr tickte unaufhörlich weiter. Das war doch nicht zu fassen! Alles passte. Der Termin morgen früh stand, die Disposition in der Arbeit hatte sich auch nicht geändert, und die Wirkung der Spritze war ebenfalls in vollem Gange. Das durfte jetzt nicht schiefgehen!

Ein Eis und eine weitere Serienfolge auf dem Tablet später war sie endlich in unserem Bett eingeschlafen. Es war 23.30 Uhr. Okay. Wir hatten noch 15 Minuten, um uns in Stimmung zu bringen. 15 Minuten, in denen wir hofften, dass Jona nicht doch noch mal aufwachen würde. Wir sprinteten ins Dachgeschoss hoch, wo wir glücklicherweise ein Gästezimmer eingerichtet haben, und kuschelten uns ein. Wir machten uns einen Spaß daraus, die Vorgabe zu erfüllen und auf Punkt abzufeuern. Hierzu banden wir eine Armbanduhr in unser Liebesspiel ein. Was tut man nicht alles! 23.47 Uhr, wir waren fertig. Hätte uns jemand gesagt, dass wir jemals auf diese Art und Weise und zum Zweck eines medizinischen Tests Sex haben würden, wir hätten ihm mit hoher Wahrscheinlichkeit einen Vogel gezeigt.

Am nächsten Morgen fuhr ich allein nach Düsseldorf zur Untersuchung. Es war ein komisches Gefühl, sich auf den

Untersuchungsstuhl zu legen, mit dem Wissen, dass der Professor wusste, dass man wenige Stunden zuvor Sex gehabt hatte. Ebenso seltsam, dass er das Beweismittel mittels medizinischer Instrumente aus der Vagina entnahm, um es direkt unter dem Mikroskop zu begutachten. Es war ein notwendiger Eingriff in die Intimsphäre eines Paares und für den Doktor sicher Alltag, aber für mich fühlte es sich ein bisschen wie der erste Besuch beim Frauenarzt an. Unangenehm.

Während ich mir darüber Gedanken machte, stellte der Professor das fest, was er aufgrund des Spermiogramms schon vermutet hatte: »Ich schaue mir im Sekret die Anzahl, Beweglichkeit und Überlebensfähigkeit der Spermien an, aber hier lebt nichts mehr.« Ein einziges Spermium hatte er gefunden, das unter seinem Mikroskop noch von links nach rechts flitzte. »Wollen Sie es sehen?«, fragte er mich, nachdem ich mich wieder angezogen hatte.

Ich schaute durch das Mikroskop, konnte aber nicht wirklich was erkennen. Egal, die Aussage war zu erwarten gewesen und trotzdem ernüchternd.

Wir gingen in den Nachbarraum, um die weiteren Schritte zu besprechen. Alle negativen Faktoren, die bei uns zutrafen, legten nahe, eine ICSI-Behandlung zu starten. Die Intrazytoplasmatische Spermieninjektion gilt als Königsklasse der künstlichen Befruchtung. Hierbei wird eine einzelne Samenzelle in eine Eizelle injiziert. Häufig kommt bei der künstlichen Befruchtung die In-vitro-Fertilisation, kurz IVF, zur Anwendung. Hierbei werden rund 100.000 aufbereitete Spermien mit einer oder auch mehreren entnommenen Eizellen in einem Reagenzglas zusammengebracht, damit es zu einer spontanen Befruchtung kommt. In unserem Fall war die ICSI aber das Mittel der Wahl. So würde man ein Spermium ohne Anti-Spermien-Antikörper direkt in eine gewonnene Eizelle von mir implantieren.

»Ich muss das natürlich noch mit meinem Mann besprechen. Aber er wird den Weg mit Sicherheit mitgehen. Was sind denn jetzt die nächsten Schritte? Wie funktioniert das alles?« In meinem Kopf befanden sich eine Menge Fragezeichen.

»Als Erstes benötigen wir von Ihnen und Ihrem Mann noch mal eine Blutentnahme zur Bestimmung des HIV-, Hepatitis-B- und C-Titers und Ihren Röteltiter, um mögliche Infektionen, die sich auf den Fötus übertragen könnten, auszuschließen. Starten können wir mit einem neuen Zyklus.«

Der Professor zeigte mir ein leeres Stimulationsprotokoll, das er begann auszufüllen, während er weiter erklärte: »Wir machen zu Beginn einen Ultraschall und eine Blutabnahme. Am zweiten Zyklustag starten Sie dann mit der Stimulation. Aufgrund Ihres niedrigen AMH und aus unserer Erfahrung heraus sollten wir recht hoch stimulieren. Eine Gefahr für eine Überstimulation sehe ich bei Ihnen nicht. Das heißt, Sie stimulieren jeden Abend mit dreihundert Einheiten Pergoveris, die Sie sich selbst injizieren. Ein Pen reicht bei Ihnen für drei Anwendungen. Ich schreibe drei Pens auf.«

»Was macht dieses Pergoveris genau?«, fragte ich laienhaft, während der Professor alles Gesagte in das Protokoll eintrug.

»Es regt die Reifung von Follikeln, also Eibläschen, in den Eierstöcken an. Wir hoffen, dadurch mehrere Eizellen gewinnen zu können. Damit die Eizellen uns vor der Punktion nicht entwischen, spritzen Sie ab dem sechsten Tag jeden Morgen pünktlich Orgalutran. Das verhindert den vorzeitigen Eisprung. Um den siebten bis achten Zyklustag kommen Sie erneut zum Schall und zur Blutentnahme. Wir schauen dann, ob und wie lang Sie noch stimulieren müssen. Unser Labor informiert Sie, wann es Zeit ist, die Auslösespritze Ovitrelle zu setzen. Die kennen Sie ja bereits vom Postkoitaltest. Ungefähr 36 Stunden danach findet die Punktion, also die Entnahme der Eizellen, statt. Hierzu empfehlen wir eine Kurznarkose von wenigen Minuten. Da müssen Sie vorher zu einem Anästhesie-Aufklärungsgespräch. Das ist hier auf dem Unigelände ...«

Informationen über Informationen. Mir schwirrte der Kopf. Das war eine Menge. Wie sollte ich das alles mit den täglichen Dreharbeiten vereinbaren? Einzelne Urlaubstage wurden in der Regel nicht genehmigt. Spontan sowieso nicht. Ich musste Urlaub Monate im Voraus anmelden, damit die Autoren rechtzeitig eine plausible Geschichte erfinden konnten, warum die Figur gerade nicht da war. Andersherum bekamen wir immer erst am Freitag die Disposition für die Folgewoche. Es war schwierig, private Termine verlässlich zu vereinbaren. Wenn ein Schauspieler spontan wegen Krankheit ausfiel, war es meistens eine mittlere Katastrophe. Diese Momente kannte ich zur Genüge.

Wie sollte das also gehen? Blutabnahmen, Ultraschall, Anästhesie-Gespräch, Spritzen zu vorgegebenen Zeiten, Punktionstag mit Narkose und der Transfertag. Alles nicht weit im Voraus planbar und zyklusabhängig. Was, wenn es nicht klappte und wir eventuell wieder von vorn anfangen mussten? Wenn sich dieses aufwendige Prozedere wiederholen würde? Das würde mein Arbeitgeber mit Sicherheit nicht mitmachen können.

Die Stimme des Arztes riss mich aus meinen Gedanken: »Nach der Punktion bleiben Sie noch mindestens zwei Stunden zur Überwachung in unserem Wartebereich. Ab diesem Tag wenden sie dann abends das Crinone-Vaginalgel an. Das enthält Progesteron, bereitet die Gebärmutter auf die Schwangerschaft vor und dient natürlich der Aufrechterhaltung der Schwangerschaft. Ich weiß, das sind sehr viele Informationen auf einmal«, sagte der Professor lächelnd. »Sie bekommen gleich auch einen ganzen Stapel an Unterlagen mit. Da können Sie alles noch mal nachlesen.«

Ich nickte: »Wie geht es dann weiter?«

»Am Punktionstag kommt Ihr Mann morgens zu uns, damit wir frisches Sperma für die ICSI erhalten. Das Sperma wird aufbereitet, und je nach Menge der vorhandenen Eizellen wird dann jeweils eine Spermazelle in eine Eizelle mittels Glaspipette eingeführt. Wir können Ihnen am nächsten Tag mitteilen, ob und wie viele von Ihren gewonnenen Eizellen sich haben befruchten lassen. Nach drei Tagen findet der Transfer statt. Wir transferieren in dieser Klinik maximal zwei Embryonen in einem Versuch, damit das Risiko von Mehrlingsschwangerschaften minimiert wird. Sie müssen wissen, eine befruchtete Eizelle kann sich teilen, sodass eine Zwillings- oder Drillingsschwangerschaft entsteht. Am liebsten transferieren wir nur eine befruchtete Eizelle.«

Ich schaute leicht irritiert: »Was passiert aber dann mit den anderen?«

»Wir können die übrigen Embryonen mittels Kryokonservierung einfrieren. Ich gebe Ihnen dazu auch Unterlagen mit.«

Langsam verabschiedete sich meine Konzentration. Ich wollte nach Hause und alles mit Norman besprechen.

»Insgesamt können wir Ihnen auch eine vorläufige Kostenaufstellung fertigmachen.«

»Ein Kostenvoranschlag wäre nett. Wir haben bereits mit unseren Krankenkassen Kontakt aufgenommen. Die gesetzliche Krankenkasse meines Mannes hat es aufgrund meines Alters direkt abgelehnt, die Kinderwunschbehandlung zu zahlen. Meine private Krankenkasse erwartet die Unterlagen. Jetzt, wo wir aber wissen, dass mein Mann der Verursacher ist, sieht es eher schlecht aus. Wir werden bei beiden Kassen trotzdem noch mal das Gespräch suchen.«

»Machen Sie das, und geben Sie uns dann gern Bescheid.«

Mit einem Stapel an Broschüren und auszufüllenden Formularen trat ich den Heimweg an. Norman war wie erwartet offen für die ICSI, auch wenn wir nicht schlecht staunten, als wir die Gesamtsumme des Kostenvoranschlags sahen. Knapp viertausend Euro müssten wir mindestens aufbringen, und da waren die Medikamente oder eine mögliche Kryokonservierung noch nicht enthalten. Immerhin hatte ich im Gespräch mit einer der Krankenschwestern in der Klinik beiläufig erfahren, dass die Medikamente im nahen Ausland, also in Belgien, Holland oder Frankreich, deutlich günstiger sein sollten. Also recherchierte ich mit Norman zuerst, was wir in einer deutschen Apotheke bezahlen müssten. Ein Pen zur Stimulation kostete schon über fünfhundert Euro, und ich brauchte drei Stück. Plus die anderen Sachen kämen wir schnell auf knapp zweitausend Euro. »Das wird ein teures Kind«, versuchte ich zu scherzen. Dann suchte ich in den einschlägigen Foren nach Erfahrungsberichten zur Medikamentenbeschaffung im Ausland und wurde sofort fündig. Danke, liebe Leidensgenossinnen!

Wir entschieden uns für eine Apotheke in Belgien und erfragten telefonisch den Preis. Statt 2.000 Euro würden wir dort nur schlappe 1.400 Euro berappen müssen. Wow. Der Stoff, aus dem Babys entstehen können, war noch dazu ausreichend vorrätig. Volltreffer. Die Apotheke hatte sich bereits auf die Hormonpräparate für den Kinderwunsch spezialisiert und empfing viele Kundinnen aus Deutschland. Sie gaben uns auch den Tipp, eine Kühltasche mitzubringen, falls wir uns für ihre Apotheke entscheiden sollten. Das war ja leichter als gedacht.

Nicht so leicht war die Entscheidung, wie wir wann starten sollten. Ich errechnete, dass der übernächste Zyklus in meinen Urlaub Ende Mai fallen sollte. Mit viel Glück würden fast alle wichtigen Termine mit der UniKiD in diesem Zeitraum stattfinden können. Wenn es spontan Abweichungen gäbe, wäre ich flexibel. Der Anfang des Zyklus wäre noch vor dem Urlaub, aber für die Blutabnahme und den Ultraschall würde ich mit Sicherheit eine Lücke im Drehplan finden.

Norman fand die Idee auch gut. Allerdings brachten meine Ungeduld und die Hoffnung, dass wir das Ganze einfacher gelöst bekommen, uns dazu, es sofort, also im April-Zyklus, mit einer Insemination zu versuchen.

Bei der intrauterinen Insemination werden im spontanen oder leicht stimulierten Zyklus am Tag des Eisprungs die gewaschenen und aufbereiteten Samenfäden durch einen dünnen Schlauch direkt in die Gebärmutterhöhle eingespült. Das Ganze kostete nur siebenhundert Euro – ein Schnäppchen gegenüber den Kosten für eine ICSI. Außerdem schonender für mich und meinen Körper, denn ich bräuchte lediglich die Auslösespritze für den Eisprung. Ich telefonierte hierzu mit dem Professor. Er sagte, dass wir das gern probieren könnten, setzte aber ganz klar auf die ICSI.

Norman und ich entschieden uns trotzdem für diesen ersten Versuch. Als der Tag gekommen war, drehte ich am Vormittag brav meine Szenen und fuhr danach in der langen Drehpause nach Düsseldorf. Ich hatte mich ordnungsgemäß aus dem Studio abgemeldet und versichert, telefonisch erreichbar zu sein, falls sich spontan im Drehplan was ändern sollte. Auch das kannte ich. Es hatte schon Situationen gegeben, da wurde ich zurückgepfiffen, kaum hatte ich das Filmgelände verlassen, weil plötzlich jemand ausfiel und Szenen vorgezogen wurden, die eigentlich für einen anderen Tag geplant waren. Man musste immer mit allem rechnen. Ich fuhr also in geheimer Mission nach Düsseldorf und stürmte das Kinderwunschzentrum. Aufgeregt kam ich dort an. Andere gehen in der Mittagspause was essen, und ich gönnte mir schnell mal eine Insemination. Warum nicht?

Ich fuhr mit dem Aufzug in die obere Etage der UniKiD und durfte auch direkt in einen Untersuchungsraum. Hier würde die Insemination mit dem Sperma, das Norman am frühen Morgen abgegeben hatte, stattfinden. Ich musste wieder Blätter ausfüllen und unterschreiben, und schon kam die Ärztin mit einer Schwester freudig in den Raum. »Wir haben eine tolle Spermienanzahl. 18 Millionen. Das ist super«, erklärte sie mir.

»Ja das hört sich gut an, wo wir ja nur ein Spermium brauchen. Sollte machbar sein.« Ich Scherzkeks.

Beide lachten. Die Ärztin führte den Schlauch unter Ultraschallkontrolle behutsam ein und spritzte die Flüssigkeit mit den Spermien in meine Gebärmutterhöhle.

So Jungs, näher kann man euch nicht ans Ziel führen, meine Eizelle heißt jeden, der möchte, herzlich willkommen, dachte ich.

»Das war es schon«, hörte ich die Schwester sagen. Ich sollte noch ein bisschen liegen bleiben, und dann durfte ich auch schon wieder Richtung Köln aufbrechen.

Während ich mich noch einen kurzen Moment ausruhte, wurde ich ein bisschen sentimental. Sollte das der Moment sein? Sind die kleinen Schwimmer gerade auf dem Weg, um auf mein Ei zu treffen? Werde ich in den nächsten Stunden schwanger? Findet die Befruchtung gleich statt?

Mit diesen Überlegungen im Gepäck betrat ich eine Stunde später in Köln das Studio.

Es war, als wäre ich gar nicht weggewesen. War ich wirklich eben in Düsseldorf und habe versucht, mich künstlich befruchten zu lassen? Ein seltsames Gefühl, gepaart mit Hoffnung und Zuversicht. Alles hatte zeitlich wunderbar gepasst. Vielleicht ein Zeichen, das es jetzt passieren würde?

Ich fühlte mich beschwingt wie schon lang nicht mehr und ging mit einem Lächeln ins Studio.

Leider hatte mein gutes Gefühl getrogen: Die Insemination führte nicht zum Erfolg. Der Schwangerschaftstest blieb wie immer blütenweiß. Ich war enttäuscht, versuchte aber, mich auf die nun anstehende ICSI zu konzentrieren. Der Professor hatte recht gehabt, er wusste, was er tat.

Am ersten Zyklustag im Mai holte Norman in Belgien die Medikamente. Wie ein Drogendealer kam er mit unserer elektrischen Kühltasche samt Inhalt zurück.

»Hast du den Stoff?«, witzelte ich.

»Ja, Geld und Warenübergabe liefen problemlos. Guter Deal!«, stieg Norman auf mein Frotzeln ein. Wir lachten beide. Es tat so gut, bei alldem einen Partner an meiner Seite zu haben, der genau wusste, was in mir vorging! Wir umarmten und drückten uns fest, bevor wir die Medikamente in den heimischen Kühlschrank packten.

Am nächsten Tag, es war ein Sonntag, setzte ich die erste stimulierende Spritze. Ich las mir alles fünfmal durch und war extrem angespannt. Mir wurde sogar ein bisschen schwindlig. Ich wollte nichts falsch machen. Nicht danebenspritzen. Konnte ich mit der Nadel was erwischen, was ich lieber nicht erwischen sollte? Ich schaute mir Videos an und bereitete alles vor. Der Pen war sehr einfach im Gebrauch. Nachdem ich die Nadel aufgesetzt hatte, konnte ich am Pen die zu spritzenden Einheiten einstellen, die ich im Dosierfenster kontrollierte. Hatte ich mich verdreht, konnte ich auch wieder zurückdrehen. Ich musste dreihundert Einheiten spritzen. Einen Moment verharrte ich, bevor ich die Nadel durch die Haut stach und hinten auf den Pen drückte. Ich zitterte leicht. Im Dosierfenster zeigte sich nach wenigen Sekunden die Zahl 0. Fertig. Das Zeug war drin. Ich zog die Nadel raus und tupfte noch mal mit einem Alkoholpad über die Einstichstelle.

Norman, der auf meinen Wunsch bei diesem ersten Mal neben mir saß, küsste mich auf den Kopf. »Geschafft, Kleene. Ganz schön tapfer!«

Tapfer. Ich hielt mich damals auch für sehr tapfer, eine Spritze selbst gesetzt zu haben – ohne zu wissen, dass ich in den nächsten Monaten noch viel tapferer sein müsste. Mein Frauenarzt hatte damals gesagt, dass der Weg der künstlichen Befruchtung ein sehr steiniger und harter werden könne, den nicht alle Paare oder Frauen durchstehen, und dass man sich dessen bewusst sein solle. Aber vielleicht war es auch besser, dass ich nicht wusste, was noch alles auf mich zukommen würde. Ich war und blieb ein unverbesserlicher Optimist, und das war gut so!

DIE ERSTE ICSI ODER: ALLES VERSUCHT
UND NOCH MEHR VERLOREN

Wir hatten uns entschieden, falls es überhaupt zu mehr als einer befruchteten Eizelle kommen sollte (an eine Nullrunde wollten wir nicht denken, aber auch das gibt es), zwei Embryonen einsetzen zu lassen. Alles oder nichts. Die Chance auf eine Schwangerschaft wäre so minimal erhöht. Manchmal erhalten Frauen auf diese Weise sogar das doppelte Glück. Warum nicht. Kaufe eins, bekomme zwei!

Es ist schon verrückt, wenn ich heute meine eineiigen Zwillinge sehe, wie sie hier gerade an mir vorbei über den Boden krabbeln. Damals hätte ich niemals daran geglaubt, wirklich eines Tages Zwillinge zu bekommen.

Nun hieß es jeden Abend Hormone spritzen. Nach den ersten drei Spritzen kehrte Routine ein. Ab Tag sechs spritzte ich morgens zusätzlich Orgalutran, damit kein Ei vorzeitig weghüpfen könnte. Ich wechselte täglich die Bauchseite und bekam nur leichte blaue Flecken um die Einstichstellen herum. Trotzdem kam ich mir ein bisschen wie ein Junkie vor, wie ich da heimlich und allein im Badezimmer saß. Ich war jedes Mal froh, wenn ich es geschafft hatte.

Am letzten Arbeitstag vor dem Urlaub hatte ich einen Ultraschalltermin, um zu schauen, wie es um das Follikelwachstum bestellt war. Da wir aber im Außendreh gehörig in Verzug waren, konnte ich meinen Termin nicht einhalten. Ich ließ mir nichts anmerken, war aber innerlich sehr nervös, und das, obwohl es nur um einen ersten Ultraschall ging. »Follikel-TV«

nennen viele Kiwu (Kinderwunsch)-Mädels diese Termine. Ich verließ das Set in einer kurzen Drehpause, um das Kinderwunschzentrum telefonisch zu informieren, dass ich noch in der Arbeit sei und es um einiges später werden würde. Es war ein Freitag, und ich musste noch die Strecke bis Düsseldorf fahren. Glücklicherweise war das für die Klinik kein Problem, ich konnte bis abends kommen, um den Ultraschall zu machen. Ich glaubte fest daran, dass wir ein paar Eier ernten würden, schließlich hatte ich die nun auch schon eine Weile gepimpt. Und tatsächlich sah es dann auch ganz gut aus: Einige Follikel entwickelten sich bereits.

Eine Woche, ein Anästhesie-Gespräch und eine Blutabnahme später wurde erneut kontrolliert. Ich erkannte die Follikel dieses Mal schon selbst auf dem Bildschirm und sah, dass sie gewachsen waren. Auch der Arzt bestätigte meinen Eindruck. Wahrscheinlich würde er insgesamt fünf Follikel entnehmen können.

Gut, es gibt junge Frauen, da hängen die Follikel wie Trauben an einer Weinrebe, und man erntet zwanzig Eier. Aber am Ende zählt die Qualität. Man kann nur wenige Eier haben, die sich aber alle befruchten lassen, oder man kann viele haben, und nicht ein einziges lässt sich erfolgreich befruchten. Das ist die bittere Wahrheit. Es gibt übrigens auch Follikel ohne Eizelle.

Ich konnte es leider damals nicht lassen und recherchierte natürlich mal wieder im Internet in diversen Foren. Dementsprechend wuchs meine Anspannung. Ich hatte mir nun für fast 1.400 Euro Medikamente verabreicht. Was, wenn da keine Eizellen wären? Was, wenn da Eizellen wären, die sich aber nicht befruchten lassen würden? Was, wenn sie sich befruchten

ließen, aber dann kaputtgingen? Was, wenn sie nicht kaputtgingen, sich aber nicht einnisteten? Dann wäre alles umsonst.
Einen Versuch später und Tausende Euro ärmer würden wir
vielleicht am gleichen Punkt stehen wie zuvor. Bei diesen Gedanken begann sich alles zu drehen, und ich vergaß kurz zu
atmen, so angespannt war ich.

Vielleicht wäre es besser gewesen, nicht über all diese Möglichkeiten und Wahrscheinlichkeiten nachzudenken, aber das
ging auch nicht. Das Thema war dafür viel zu präsent. Es
steuerte unseren Alltag und ließ uns gleichzeitig bangen und
hoffen.

Auch Norman beschäftigte es sehr. Er fragte ständig, wie
es mir gehe, wie ich mit den Hormonen zurechtkommen und
wie ich mich fühlen würde. Ich fühlte mich so weit gut. Die
Hormone machten was mit mir, aber so richtig konnte ich das
gar nicht definieren. War ich müder, gereizter, lethargischer?
Oder lag das generell an dem gesamten Projekt? Schwierig zu
beantworten. Einzig die Gedanken um das Thema schienen
mir greifbar, genau wie das Aufsaugen der Informationen zur
künstlichen Befruchtung. Ich wollte unseren Weg verstehen
und genau wissen, wie dieser funktionierte und was man dazu
schon erforscht hatte. Ich machte wieder einmal unseren Wunsch
zur Wissenschaft.

Nach dieser erneuten Follikelschau bekam ich noch am gleichen Tag den Anruf mit der Anweisung, dass ich am nächsten
Abend mit der Ovitrelle-Spritze den Eisprung auslösen sollte. Es war so weit. Zwei Tage später würden die Eizellen entnommen werden.

Norman begleitete mich zur Punktion. Nüchtern und wie
empfohlen mit ein paar warmen Socken in der Tasche stand ich

in der oberen Etage des Kinderwunschzentrums. Next Level, schoss es mir durch den Kopf. Hier oben war ich nur einmal gewesen, und das war für die Insemination. Ich musste mich von Norman verabschieden, der sich auf den Weg machte, seinen Beitrag zu leisten. »Bis später, Kleene, du schaffst das!« Er hielt mich ganz fest und küsste mich.

»Ja, das mach ich doch im Schlaf. Du schaffst das auch. Viel Spaß!«

Wir grinsten beide.

Mir war ein bisschen mulmig zumute wegen der Kurznarkose. Eine sehr nette und gut gelaunte Schwester zeigte mir, wo ich mich umziehen und meine Wertsachen verstauen konnte. Ich packte alles in ein Schließfach, hielt den OP-Kittel hinten zu, um meinen blanken Hintern zu bedecken, und huschte auf Socken in den gegenüberliegenden Raum.

Eine blonde Frau saß bereits auf einem von insgesamt sechs medizinischen Liegesesseln, die recht komfortabel und bequem aussahen.

Ich sagte ziemlich leise »Hallo«.

Die Frau hauchte ebenfalls nur ein leises »Guten Morgen«.

Im Hintergrund lief Radiomusik, was die folgenden Schweigeminuten erleichterte. Sollte ich die Frau einfach mal ansprechen? Würde sie das überhaupt wollen?

»So ruhig hier«, sagte ich irgendwann.

»Noch. Gleich kommt eine ganze Armee von Schwestern und Anästhesisten, und wir werden heute sicher auch nicht die einzigen Patientinnen sein.« Sie deutete auf die noch leeren Stühle.

»Oh, da könnten Sie recht haben. Sind Sie das erste Mal ... wahrscheinlich nicht, oder?«, fragte ich mutig.

»Nein. Ich war schon mal zur Punktion. Ich war auch schon mal schwanger. Leider eine Fehlgeburt in der achten Woche.«

Ich sah sie erschrocken an. Das waren die Geschichten, die man nicht hören möchte. Ich glaube, sie wollte sich mit diesem Gedanken auch nicht weiter beschäftigen, und wir unterhielten uns etwas allgemeiner über das Kinderwunschzentrum.

Nach und nach füllte sich der Raum mit weiteren Patientinnen. Da saßen wir also wie die Hühner auf der Stange, bereit, unsere Eier einsammeln zu lassen. Es erinnerte mich ein wenig an eine Legebatterie. Alle mit der gleichen Hoffnung und ähnlichen Zweifeln. Alle aufgeregt und mehr oder weniger ängstlich. Die angespannte Atmosphäre war allgegenwärtig, da halfen auch die sanften Klänge aus dem Radio nicht. Mitten in diese verhaltene Stimmung platzten dann tatsächlich, wie von meiner Sitznachbarin prophezeit, die Anästhesisten und Schwestern. Die Tür flog auf wie der Vorhang einer Zirkusvorstellung, und wir wurden mit lauter Stimme begrüßt. Plötzlich wuselten mehrere Menschen in OP-Kleidung um uns herum und sammelten routiniert alles zusammen, was sie benötigten, um uns einen Zugang für die Narkose zu legen. Mir wurde mitgeteilt, dass es gleich losgehen würde. Ich hatte die Startnummer zwei, meine Gesprächspartnerin verschwand bereits in den kleinen OP-Raum nebenan.

Ungefähr zehn Minuten später kam sie leicht schwankend und benebelt, von zwei Schwestern gestützt, zurück. Sie grinste mich schräg an: »Alles war gut.«

»Sie machen auch einen zufriedenen Gesichtsausdruck, wenn ich das so sagen darf. Voll gechillt.« Alle lachten leise.

Nun war ich an der Reihe. Die Schwestern waren unheimlich lieb und umsichtig. Ich legte mich auf einen gynäkologischen

Stuhl und bekam eine Sauerstoffmaske aufgesetzt, ein paarmal tief ein- und ausgeatmet, weg war ich ... und schon wieder da. Ich hatte doch nur kurz die Augen geschlossen.

»Frau Szewczenko, wir haben sieben Follikel punktiert.«

Ich versuchte, mich zu konzentrieren und sinnvoll zu antworten, stand aber noch sehr unter dem Einfluss der Kurznarkose.

Irgendjemand kam aus dem Labor nebenan, als ich auf die Füße gestellt wurde. »Wir haben fünf Eizellen!«, bestätigte der Assistent.

Ich lächelte schräg, da meine Mimik noch etwas außer Kontrolle war: »Das reicht für 'ne Großfamilie.«

Die Schwestern halfen mir zurück in den Nachbarraum und auf den Liegesessel, wo ich erst mal versuchte, mit der Welt klarzukommen. Als hätte ich einen über den Durst getrunken und kurz mal einen Filmriss gehabt, saß ich da und spürte meine Eierstöcke. Die hatten da was gemacht, definitiv. Es zog etwas und brannte leicht. Nicht schlimm, nur etwas unangenehm. Als der Rausch vorbei war, durfte ich mich anziehen, und man führte mich in ein Besprechungszimmer, wo ich endlich wieder auf Norman traf.

Er merkte, dass ich immer noch etwas neben der Kappe war, als ich ihm versuchte zu erzählen, was ich erlebt hatte. Aber viel konnten wir eh nicht reden, denn dann kam erneut ein Arzt herein, der ebenfalls bestätigte, dass es fünf Eizellen gab. Gleich morgen würden sie uns anrufen, um uns mitzuteilen, wie viele davon sich hätten befruchten lassen. Wenn alles klappte, würde der Transfer in drei Tagen stattfinden.

Ich war erleichtert und stolz. Eine Hürde war genommen. Bis zum Nachmittag musste ich noch zur Beobachtung im Kinderwunschzentrum bleiben, bevor es dann endlich nach

Hause ging. Eine Schmerztablette hatte ich mir geben lassen, ansonsten war die Punktion schon so gut wie vergessen.

In dieser Nacht schlief ich schlecht und wälzte mich hin und her. Wie viele Eier würden sich tatsächlich befruchten lassen? Wir kamen scheibchenweise vorwärts, aber würden wir auch zum Ziel gelangen? Psychisch empfand ich unser Projekt als wahnsinnig anstrengend. Kein Wunder, dass ich nicht schlafen konnte.

Am nächsten Tag klingelte um die Mittagszeit das Telefon. Eine Düsseldorfer Nummer, das musste das Labor sein. Ich schluckte und nahm den Anruf entgegen, schloss die Augen und betete, dass die Nachricht positiv sein würde. Mir rauschte es in den Ohren, und mein Herz raste.

Die Stimme der Dame klang fröhlich. Ein gutes Zeichen. »Zwei Eizellen haben sich erfolgreich befruchten lassen«, hörte ich sie am anderen Ende der Leitung sagen.

Zwei? Wir hatten fünf Eizellen gehabt! »Was ist mit den anderen drei?«

Es war kurz still in der Leitung. »Die anderen drei haben sich leider nicht befruchten lassen. Wenn wir uns nicht mehr melden, kommen Sie bitte am Montag um 10.45 Uhr zum Transfer.« Das Telefonat war schnell beendet.

Da waren es nur noch zwei. Gut, es hätte auch schlechter laufen können, aber nun bibberte ich, dass die beiden sich so weiterentwickeln würden, dass sie mir auch eingesetzt werden konnten. Was für ein Nervenkrieg. Jetzt hieß es alles oder nichts. Befruchtete Eizellen zum Einfrieren würden wir also definitiv nicht haben. Kein Vorrat, falls es nicht funktionierte. Nichts.

Ich versuchte, meine Gedanken in eine positive Richtung zu lenken. Es ist prima. Wir haben zwei. Was brauchen wir mehr? Wenn die zwei es sich vielleicht in meiner Gebärmutter gemütlich machen, dann ist doch alles gut. Vielleicht wird es ein Pärchen. Ein Junge und ein Mädchen. Ich taufte sie heimlich Jade und Otis. Mein Projekt. Diese Gedanken fühlten sich schon viel besser an. Das wäre was, wenn das klappt. Wann würden die eigentlich geboren? Ich errechnete den Februar. Da hat auch Jona Geburtstag. Wäre ja witzig. Drei Februarkinder.

Ich malte mir die Zukunft in den schönsten Farben aus und fuhr zwei Tage später zusammen mit Norman zuversichtlich nach Düsseldorf. Wir hatten keinen Anruf bekommen, was bedeutete, dass die befruchteten Eizellen sich weiterentwickelt haben mussten. Norman durfte mit in den Raum für den Transfer kommen. Es war der gleiche Raum, in dem auch die Punktion stattgefunden hatte. Der Professor selbst war da, um die Eizellen zu transferieren. Jetzt gleich würden meine zwei Babys zu mir kommen. Mir kamen die Tränen.

Der eine Embryo befand sich im 6-Zell-Stadium und der andere im 9-Zell-Stadium. Für Tag drei nach der Punktion sehr gut. Außerdem waren beide Embryonen mit »A« ausgezeichnet. Das bedeutete schlichtweg, dass sie von sehr guter Qualität waren. Beste Voraussetzungen also.

Ich lag auf dem gynäkologischen Stuhl, und Norman stand neben mir. Ich war bereit für meine beiden Babys. Per Ultraschall wurde kurz noch mal kontrolliert, ob alles in Ordnung war. Die Blase war gut gefüllt, wie der Professor feststellte. Das hätte er mir nicht sagen brauchen, das merkte ich. Ich nickte etwas gequält. Eine gefüllte Blase ist wichtig, weil die Gebärmutter dadurch gestreckt wird und es sich leichter gestaltet, den Embryo an die richtige Stelle zu transferieren.

Der Professor platzierte das Spekulum, und die Scheide wurde mit einer Kochsalzlösung gereinigt. Ich stellte mir kurz vor, wie es unter normalen Umständen wäre, wenn man zum Kinderkriegen vor dem Sex nicht aufs Klo geht und erst mal eine Spülung mit Kochsalzlösung macht. Sehr romantisch. Ich hatte den Gedanken kaum zu Ende gebracht, da kam auch schon der Mitarbeiter aus dem Labor und fragte mich nach meinem Namen.

In der Hand hielt er eine Art Spritze, auf der ein dünner, flexibler Katheter saß. Ich versprach mich ein bisschen vor Aufregung, und alles lachte. Unter Ultraschallkontrolle führte der Professor den Katheter vorsichtig durch den Muttermund in die Gebärmutter ein und transferierte beide Embryonen. Lediglich die Flüssigkeit, in der die beiden Krümel schwammen, war auf dem Ultraschall sichtbar. Aber allein das war schon ergreifend. Der Mitarbeiter lief mit dem Katheter zurück ins Labor, um zu kontrollieren, dass sich beide Embryonen auch wirklich nicht mehr im Schlauch befanden. Er gab das Okay, und damit war es vollbracht. Innerlich begrüßte ich die beiden und bat sie, sich nach einem geeigneten Plätzchen umzuschauen.

Ich atmete tief durch und bemerkte, dass Norman ebenfalls feuchte Augen bekommen hatte. Behutsam strich er mir über den Kopf.

Dann beendete der Arzt diesen intimen Moment: »Bitte kommen Sie in zwei Wochen zur hCG-Bestimmung. Kein Alkohol und weiter das Crinone-Vaginalgel anwenden. Alles Gute.«

Er verabschiedete sich gut gelaunt. Auch die Schwestern lächelten uns zuversichtlich an. Norman nahm meine Hand, und wir verließen das Kinderwunschzentrum zu viert.

Ich hatte noch ein paar Tage Urlaub und ließ es mir so richtig gut gehen. Die Sonne lachte vom Himmel, also konnte ich es mir auf dem Liegestuhl im Garten bequem machen. Die Wärme tat gut, denn ich hatte mich in den letzten Tagen ordentlich erkältet. Da ich gelesen hatte, dass die Einnistung der Eizelle Erkältungen begünstigt, war ich voller Hoffnung, dass es geklappt haben könnte. Immer wieder redete ich mit meinen zwei Krümeln und erzählte ihnen von uns und der Welt, in der Hoffnung, dass sie sich entschieden zu bleiben.

Mein erster Arbeitstag nach dem Urlaub fiel mir schwer, denn meine Gedanken schweiften immer wieder ab. Durch die Hormone und die Erkältung war ich müde und etwas neben der Spur.

Die Warteschleife bis zum Nicht-Menstruations-Tag war dieses Mal absolut unerträglich. Ich überlegte fieberhaft, ob es besser wäre, sofort einen Schwangerschaftstest zu machen, anstatt auf den Bluttest in 14 Tagen zu warten. Die Punktion, die sozusagen der Eisprungtag ist, lag zehn Tage zurück. Eigentlich müsste man schon was sehen, jedenfalls auf den sensiblen Zehner-Teststreifen. Ich wagte es und nahm wieder einmal meinen ausgemusterten Zahnputzbecher zur Hand. Ich betete, dass sich auf dem schmalen Teststreifen gleich ein zweiter roter Strich zeigen würde. Bitte, bitte, bitte! Oder wenigstens ein Schatten oder eine leichte rosa Linie, so wie ich das im Internet auf zig Fotos mit positiven Tests gesehen hatte.

Die Sekunden vergingen. Der Kontrollstrich war dunkelrot, aber eine zweite Linie zeigte sich nicht. Ich starrte einige Minuten auf den Test. Nichts. Nichts? Nein, das konnte nicht sein. Vielleicht doch zu früh. Okay. ES+10. Wenn sich nur eins eingenistet hatte, und das auch noch recht spät, dann war der

Test mit Sicherheit einfach zu früh. Ich wollte unbedingt am Gedanken festhalten, dass es geklappt hatte.

Am nächsten Tag bekam ich in der Arbeit Kopfweh. Wenn ich Kopfweh habe, dann meistens ein bis zwei Tage vor der Periode. Meine Laune sauste in den Keller. Bitte nicht! Das durfte nicht wahr sein! Irgendwie hatte ich das Gefühl, es wird nichts. Aber ich konnte dieses Gefühl einfach nicht akzeptieren. Während ich vor Drehbeginn in der Maske geschminkt wurde, steuerte ich meine Gedanken immer wieder zu einem positiven Ergebnis. Ich schloss die Augen und versuchte, allein durch die Kraft meiner Gedanken das Unmögliche möglich zu machen. Ich war bestimmt schwanger. Ganz bestimmt. Dazwischen klopfte die Vernunft an und flüsterte in meinem Kopf, dass ich nicht schwanger sei und dass ich der Realität ins Auge blicken müsse.

Ich war gedanklich so weit weg, dass ich es nicht mal mitbekam, als die Maskenbildnerin mit mir fertig war. Ihr irritierter Blick sprach Bände, als ich endlich die Augen öffnete. Sie hatte irgendwas zu mir gesagt, mit dem sie mich aus meinen Gedanken zurückholte. Ich wusste nur überhaupt nicht, was, und antwortete deswegen gar nicht. Ich bedankte mich und verließ zerstreut den Raum, um ins Studio zu gehen, wo man mir sagte, dass ich noch gar nicht dran sei. Auweia. Jetzt musste ich mit meinen rasenden Gedanken auch noch Wartezeit überbrücken. Ich konnte keinen klaren Gedanken mehr fassen.

Ich hatte einen Teststreifen in meiner Handtasche mitgenommen und nutzte die Zeit für eine weitere Testung. Wie befürchtet, blieb der Streifen blütenweiß. ES+11. Ich saß in meiner Garderobe und konnte die Tränen kaum im Zaum halten. Voller Wut stand ich auf und schaute mein Ich im Spiegel an. Ich hätte mich anspucken können. Schon lief eine Träne über meine Wange. Nein, nein, nein! Ich musste gleich drehen, ich durfte jetzt nicht weinen! Durch tiefes Ein- und Ausatmen versuchte ich, ruhiger zu werden. Ich riss die Augen weit auf und schaute an die Decke, damit nicht noch mehr Tränen herauskullern konnten.

Nach wenigen Minuten hatte ich mich halbwegs unter Kontrolle. Hastig lief ich zurück in die Maske und griff zu einer Notlüge. »Ich habe mich gerade so arg verschluckt. Entschuldigt bitte. Aber mein Augen-Make-up hat ein bisschen gelitten. Kann das jemand schnell reparieren?«

Ich ließ mich auf einen der Maskenplätze fallen und starrte in den Spiegel. Reiß dich zusammen, Szewczenko. Während eines der Mädels mein halb verschmiertes Make-up richtete, kämpfte ich innerlich erneut gegen die aufsteigenden Tränen. Derweil kam schon der Set-Runner in die Maske geeilt und teilte mir mit, dass ich schleunigst ins Studio kommen solle. Auch ihm erzählte ich, dass ich mich verschluckt hätte.

Als wir einige Minuten später gemeinsam Richtung Studio eilten, grinste er: »Nächstes Mal dann nach Feierabend, ja?«

Ich erschrak. Woher wusste er, dass ich einen Test gemacht hatte? »Was soll ich nach Feierabend machen?«, fragte ich völlig entgeistert.

»Na, dich verschlucken«, lachte er.

»Ach so!«, antwortete ich erleichtert, aber mit ernster Miene. Wie froh war ich, als dieser Drehtag vorbei war!

Am nächsten Tag setzte in den frühen Morgenstunden meine Periode ein, und ich wachte auf. Ich heulte mir ganz leise in unserem Badezimmer die Augen aus dem Kopf. Norman schlief noch. Jona ebenfalls, nebenan im Kinderzimmer. Ich musste um 6.45 Uhr in der Maske sitzen. Am Nachmittag sollte ich zur hCG-Bestimmung in Düsseldorf sein. Was soll ich da noch, dachte ich. Ich schniefte in mein Taschentuch und machte vor lauter Ungläubigkeit einen weiteren Test. Aber auch der zeigte keinen weiteren Streifen an.

Mit geschwollenen Augen fuhr ich zur Arbeit und ließ mir wieder eine Begründung einfallen, warum ich so aussah. Eigentlich hätte ich nach Hause ins Bett gehört. Bei einer Erkältung tut man das. Aber wenn es die Seele erwischt, dann versucht man weiterzumachen.

Es war ein schwarzer Tag für mich. Am Set gab ich mir alle Mühe, die Szenen ordentlich zu absolvieren. In kurzen Pausen versuchte ich, mich zu sortieren und auf das Wesentliche zu konzentrieren. Ich war nicht ich selbst. Irgendwie schaffte ich es, mich einigermaßen zusammenzureißen. Am liebsten hätte ich meine Enttäuschung laut rausgeschrien, aber nirgendwo war Zeit und Raum dafür. Zu Hause meine Tochter, in der Arbeit die Kollegen. Ich musste funktionieren, als Mutter und als Schauspielerin. Dabei fühlte ich mich völlig kraftlos, hilflos und erschöpft. Ich war verzweifelt und wünschte mir, mich einfach fallen lassen zu können, einfach mal den Kopf in den Sand stecken zu dürfen, mich in Luft aufzulösen. Meine Emotionen fuhren Achterbahn, ich war völlig durcheinander.

Alles umsonst. Die Spritzen, die Untersuchungen, die Punktion, der Transfer, die Urlaubstage, eine ganze Menge Geld, kostbare Zeit. Ich hatte gebangt und gehofft. Dieser Zyklus war so intensiv gewesen. Es galt, eine Hürde nach der anderen zu nehmen, und wir waren so weit gekommen. Wir waren so gut wie am Ziel gewesen. Meine zwei kleinen Krümel. Wo seid ihr hin? Warum wolltet ihr nicht bleiben? Warum hatte sich nichts eingenistet? Nicht mal eins von beiden. Mein Projekt Jade und Otis war gescheitert. Die künstliche Befruchtung hatte nicht geklappt.

Das bewies letztendlich auch der Bluttest in Düsseldorf, zu dem ich unbedingt, trotz Blutung, kommen sollte. Der Anruf kam noch am gleichen Abend, und die Dame sagte mir sehr einfühlsam, dass ich leider nicht schwanger sei. Sobald Jona im Bett war, öffnete ich eine Flasche Weißwein und gönnte mir »Nichtschwangeren« ein Gläschen. Wie gern hätte ich darauf verzichtet!

Norman fand mich traurig, mit meinem Glas Wein in der Hand, in der Küche sitzend, als er von der Arbeit kam. Er presste die Lippen zusammen und atmete tief aus. Das Szenario sprach für sich. Er goss sich wortlos ebenfalls ein Glas ein und setzte sich zu mir. Ich beugte den Kopf vor und versank weinend in seinen Armen. Endlich konnte ich mich fallen lassen. Die Anspannung ein wenig loswerden! Klar, die negativen Gefühle gingen nicht weg. Aber ich konnte sie mit Norman teilen – ganz ohne Worte.

Wir mussten nicht viel sprechen, um zu verstehen, wie es dem anderen ging. Norman tröstete mich auf seine unglaublich einfühlsame Art und stellte sich und seine Gefühle hintan, um mich aufzufangen. Es belastete ihn, dass er der Verursacher unseres Problems war, ich im Gegenzug aber die ganze Prozedur durchstehen musste.

Zum ersten Mal wurde mir bewusst, wie nervenaufreibend und, ja, auch belastend so eine Kinderwunschbehandlung sein konnte. Denn sie steht ja nicht am Anfang des Kinderwunsches – bis man damit anfängt, hat man meist schon viele

Monate gehofft, gezittert und geheult. Diese emotionale Ausnahmesituation wird dann, wenn man sich einer künstlichen Befruchtung unterzieht, noch einmal auf die Spitze getrieben. Das Geld, die medizinischen Untersuchungen, die Hormone, ja, das Prozedere an sich kann eine Beziehung sehr belasten. Ich verstand plötzlich, wie glücklich ich mich schätzen konnte, dass ich so einen verständnisvollen Partner an meiner Seite hatte – der zudem noch das gleiche Ziel hatte wie ich. Auch er wünschte sich sehnlichst ein zweites Kind, weshalb für uns gleich klar war, dass das hier nicht das Ende unseres Weges sein konnte.

»Ich weiß nicht, ob es der richtige Zeitpunkt ist, aber wenn du es noch mal versuchen möchtest: Ich bin dabei. Von mir aus probieren wir es so lang, bis wir pleite sind«, sagte Norman schließlich aufmunternd.

»Dann haben wir auf jeden Fall alles versucht«, schniefte ich. »Ich kann nicht fassen, dass wir am gleichen Punkt sind wie vor einem Monat. Mit nichts. Nur um eine Erfahrung reicher. Ich hatte so viel Hoffnung. Schade, dass nichts für eine Kryokonservierung übrig geblieben ist. Hätte ich jetzt noch zwei bis drei Eisbärchen, ich wäre echt entspannter.«

Norman nickte: »Ich auch. Aber es sollte dieses Mal wohl irgendwie nicht sein. Vielleicht beim nächsten Mal.«

Nächstes Mal. Wann sollte nächstes Mal überhaupt stattfinden? Ich hatte mir für die Herbstferien noch mal ein paar Tage Urlaub genommen. Ob mein Zyklus dann wieder so günstig fallen würde? Das Zeitfenster war mit einer Woche Urlaub klein. Ich rechnete: Wenn mein Zyklus weiter so beständig bei den 25 bis 26 Tagen bliebe, dann könnte es tatsächlich passen! Das wäre ja echt ein Glück. Andererseits, es war erst Anfang

Juni. Bis Oktober zu warten, fühlte sich schon wieder so endlos an. Meine biologische Uhr tickte nun mal unaufhörlich weiter.

Norman schien meine Gedanken lesen zu können: »Das ist schon 'ne Weile bis zum Herbst, bis du wieder Urlaub hast. Aber wir haben jetzt erlebt, wie uns ein unterstützter Zyklus steuert und was alles getan werden muss. Das während der Dreharbeiten, mit sich ständig ändernden Zeiten, das ist vielleicht etwas zu viel des Guten. Das stresst dich nur, oder du musst zur Not krankfeiern. Das musst du dir überlegen.«

Ich musste es mir schlussendlich nicht mehr überlegen. Drei Wochen nach der nicht gelungenen künstlichen Befruchtung wurde ich von meinem Arbeitgeber zu einem Gespräch gebeten. Man erklärte mir, dass den Autoren dramaturgisch leider nichts mehr zu meiner Rolle einfalle und diese deswegen früher als geplant rausgeschrieben werden würde. Trotz eines Jahresvertrags, der erst seit zwei Monaten lief, sollte ich bereits in drei Monaten die Serie verlassen.

Das war ein Schlag ins Gesicht. Mir wurde gekündigt, weil den Autoren nichts mehr zu meiner Rolle einfiel. Gut, ich hätte mir vielleicht überlegt, einem einfallslosen Autor zu kündigen anstatt einer arbeitswilligen Schauspielerin, aber das oblag mir nicht. Eine Geschichte beginnt immer auf einem weißen Blatt Papier, die Frage ist nur, ob man sie schreiben möchte. Die Produktion wollte dies offensichtlich nicht. Das Kündigungsgespräch dauerte nur wenige Minuten. Viel gab es nicht mehr hinzuzufügen. So schnell diese Entscheidung gefallen sein musste, so schnell war ich auch aus dem Büro raus. Das war es gewesen. Es trat das ein, wovor ich ständig Angst gehabt und warum ich stets versucht hatte, pflichtbewusst meinen Job durchzuziehen: Mir war gekündigt worden.

Ich stand da, ohne Job und ohne Baby.

Das alles geschah am 21. Juni. Der längste Tag des Jahres. Für mich wurde es der längste Abend des Jahres. Ich saß die ganze Zeit draußen auf der Terrasse und gab mir auf gut Deutsch gesagt die Kante mit einer Flasche Weißwein und heulte.

Das war eine Klatsche zu viel. Ich war durch die gescheiterte künstliche Befruchtung emotional so dünnhäutig geworden, dass mich die plötzliche Kündigung extrem hart traf. Das ärgerte mich. Ich war wütend und enttäuscht. Hätte die ICSI geklappt, dann hätte ich wenigstens einen Kündigungsschutz gehabt. So würde ich in drei Monaten arbeitslos sein. Ich schimpfte und weinte. Meine Freundin und Nachbarin Katja, die Einzige, die unseren Weg genauer kannte, kam, um mich zu trösten. Norman versuchte, mir die positiven Aspekte der Kündigung darzulegen, wusste aber selbst, wie bitter die Situation für mich war. Gerade wenn man ein Baby bekommen möchte, ist es nicht so schlecht, vorher in einem Angestelltenverhältnis zu sein. Als Selbstständige ist alles weitaus schwieriger. Die Kosten für eine künstliche Befruchtung waren überdies enorm. Sich erst mal auf was Neues zu konzentrieren oder einen Arbeitgeber fernab der Schauspielbranche zu finden, würde Zeit kosten. Zeit, die ich mit dem Babywunsch nicht hatte. Ich würde mich also erst mal arbeitslos melden müssen. Tausend Dinge gingen mir an diesem Abend durch den Kopf. Ich fühlte mich wie eine Versagerin. Alles schien den Bach runterzugehen.

Irgendwann zeigte der Alkohol seine Wirkung, und ich begann zu schimpfen wie ein Rohrspatz. Über das Leben, das Schicksal, das es gerade nicht gut mit mir meinte, und darüber, was ich alles hätte anders machen sollen. Ich wechselte minütlich vom Weinen zur Wut und umgekehrt. Wäre es nicht so tragisch gewesen, hätte man über mich lachen können. Aber so ist es im Leben: In jeder Tragödie steckt eine Komödie, und in jeder Komödie eine Tragödie.

Dieser Abend endete für mich im Badezimmer über der Kloschüssel. Ich hatte eine ganze Flasche allein geleert. Da ich zwar gern mal ein Glas Wein trinke, aber nie exzessiv, wollte mein Körper den Überschuss schnell wieder loswerden. Ich hockte vor der Toilette und kotzte mir die Seele aus dem Leib. Erschöpft und mit verschmierten Make-up-Resten vom letzten Drehtag umklammerte ich die Toilette – als ich plötzlich innerlich lachen musste: Eigentlich wollte ich höchstens wegen schwangerschaftsbedingter Morgenübelkeit eine Kloparty schmeißen, aber nicht weil ich wie ein Teenie unkontrolliert eine Pulle Wein leere. Aus meinem Lachen wurde ein Schluchzen, und ich legte mich wie ein Hund auf den Boden vor die Toilette und rollte mich ein.

Auch wenn ich mich in den nächsten Wochen immer noch sehr schlecht fühlte: Ich zog die letzten drei Arbeitsmonate durch. Gemeinsam hatten Norman und ich entschieden, dass wir den zweiten ICSI-Versuch erst starten würden, wenn ich mit der Arbeit fertig war. Das Drehen und die Kinderwunsch-Termine wären einfach zu viel gewesen. Da ich mir nichts Schlechtes nachsagen lassen wollte, brachte ich diese Zeit ordentlich zu Ende, auch wenn es viel Kraft kostete. Mitte September verließ ich still und leise zum letzten Mal das Studio. Ein großes Kapitel hatte sich für mich geschlossen.

Man sagt immer, dass nichts umsonst passiert. Damals konnte ich natürlich nichts Positives darin finden, meinen Job verloren zu haben. Heute glaube ich, dass genau das geschehen musste. Manchmal muss man etwas Großes loslassen, um etwas noch Größeres zu gewinnen. Die Kündigung war keine Niederlage, das Schicksal wollte, dass ich die Arbeit niederlege, für das, was danach noch alles kommen sollte.

WENN DER TRAUM ZUM ALBTRAUM WIRD

Endlich war es so weit, und wir starteten Anfang Oktober 2018 einen weiteren Versuch. Die Medikamente hatte diesmal ich in Belgien besorgt. Da wir das Prozedere schon kannten, würden wir uns sicher leichter tun mit allem. Allerdings fielen zwei kleinere Jobs in die Mitte meines Zyklus, die uns vor die eine oder andere Herausforderung stellen sollten. Für einen Abend war ich gemeinsam mit Norman auf einem wichtigen Event in Hamburg eingeladen.

Einen Tag davor hatte ich in der UniKiD einen Termin zur Blutabnahme und zum Follikel-TV. Leider war der Ultraschall sehr ernüchternd. Diesmal waren nur zwei Follikel herangewachsen. Eine schlechte Ausbeute. Der behandelnde Arzt war, genau wie ich, nicht wirklich zufrieden. Wir hatten genauso hoch stimuliert wie beim ersten Mal. Das Spritzen klappte gut. Ich hatte keine Dosis vergessen und trotzdem nur zwei potenzielle Kandidaten.

»Wir haben leider keinen so guten Zyklus erwischt. Das kann in einem anderen Monat besser aussehen«, sagte der Arzt, während er sich das Protokoll anschaute.

»Na ja, zwei Eizellen würden mir reichen. Manchmal ist ja weniger mehr, nicht wahr? Vielleicht sind das zwei Supereier. Echte Qualitätsware!«, sagte ich lächelnd. Immer positiv bleiben.

Der Arzt schmunzelte: »Da gebe ich Ihnen recht. Die Follikel sind jetzt bei 16 und 18 Millimetern. Es könnte sein, dass wir am Freitag schon punktieren. Spätestens aber wahrscheinlich am Samstag. Warten wir noch die Blutwerte ab. Wir sind jetzt bei Zyklustag acht.«

»Freitag? Ich habe am Freitag einen Drehtag. Wahrscheinlich muss ich ab nachmittags am Set sein. In Köln«, sagte ich
mit leichter Nervosität in der Stimme. Da hatte ich EINEN einzigen Drehtag im Oktober, für eine wöchentliche Serie, in der
ich für EINE einzige Folge mitwirken sollte, und dann fallen
diese beiden wichtigen Ereignisse auf einen Tag. Danke, liebes
Schicksal, was willst du mir jetzt schon wieder mitteilen?

»Die Punktion findet auf jeden Fall am Vormittag statt. Da
wir nur zwei Follikel haben, die punktiert werden müssen, könnten Sie das auch ohne Kurznarkose machen lassen. Sie dürfen
dann direkt nach der Punktion unser Zentrum verlassen und
müssen nicht bis nachmittags zur Beobachtung hierbleiben.«

Ich runzelte die Stirn: »Ohne Narkose? Das macht man doch,
damit es nicht wehtut oder die Frau sich nicht bewegt. Wieso
geht es doch ohne Narkose, und was erwartet mich da genau?«

»Meistens empfehlen wir die Kurznarkose aus den von Ihnen
genannten Gründen. Vor allem, wenn es sich um viele zu punk-
tierende Follikel handelt. Das wird dann schon sehr unangenehm. Maximal acht Follikel ohne Narkose zu entnehmen, ist
aber vertretbar«, erklärte der Arzt mir.

»Und was erwartet mich da während der Punktion?«, fragte
ich neugierig. Mir war klar, dass ich mich wahrscheinlich für
die Variante ohne Narkose entscheiden müsste, wenn die Prozedur tatsächlich auf den Freitag fallen sollte.

»Die Hohlnadel, mit der wir die Follikel punktieren, ist an
einem Ultraschallstab befestigt, den wir in die Vagina einführen.
Wir stechen die Nadel durch die Scheidenwand ...«

Ich zuckte bei der Vorstellung förmlich zusammen.

»... und gelangen so an den Eierstock mit den zu punktie-
renden Follikeln. Wir punktieren den Follikel und saugen die

Flüssigkeit zusammen mit der Eizelle ab. Das wird meist als ein unangenehmes Ziehen wahrgenommen. Es wäre gelogen zu sagen, dass es völlig schmerzfrei ist. Es ist aber auszuhalten, wie einige Frauen bereits bestätigt haben.«

Ich saß mit weit geöffneten Augen da und war noch nicht ganz überzeugt von dieser narkosefreien Variante: »Und wie viele Frauen machen das so?«

Bevor der Arzt antworten konnte, schob ich noch mutig lächelnd einen kleinen Scherz hinterher: »Vielleicht ungefähr zwei von einhundert Frauen?«

Er blickte mich offen an: »Kommt hin.«

Oh! Also doch nicht so viele. Ich schluckte: »Okay ... Ich probier das dann mal. Ich glaub, ich kann ganz gut was aushalten.«

Aufgrund der bereits recht hohen Hormonwerte sollte ich am Folgetag noch mal spontan vorbeikommen, um anhand einer erneuten Blutabnahme das weitere zeitliche Vorgehen zu bestimmen. Danach ging es für uns direkt auf die Autobahn Richtung Hamburg. Mit im Gepäck eine elektrische Kühlbox. Darin transportierte ich meine Spritzen für die Stimulation und die Eisprungunterdrückung. Wir waren schon halb in Hamburg, als mich das Kinderwunschzentrum anrief. Noch am gleichen Abend um 22.45 Uhr sollte ich die eisprungauslösende Spritze injizieren. Das Handy am Ohr, setzte ich mich in meinem Sitz kerzengerade auf und schaute erschrocken zu Norman, der zu mir rüber schielte, während er über die Autobahn düste. Ich bedeutete ihm mit der Hand, dass er rausfahren sollte, um anzuhalten. »Hören Sie, ich bin gerade auf dem Weg nach Hamburg, ich habe alles dabei, aber nicht die Auslösespritze.« Panisch starrte ich Norman an.

Gott sei Dank behielt die freundliche Schwester am anderen Ende der Leitung einen kühlen Kopf. »Wir können ein Fax mit dem Rezept in eine von Ihnen gewählte Apotheke in Hamburg schicken. Sie müssten das nur recht schnell organisieren. Es ist Mittwoch, und wir haben gleich Feierabend, die Apotheken sicher auch.«

Mir wurde heiß und kalt zugleich. Ich hatte wieder für fast 1.400 Euro Hormone gespritzt, und am günstigsten Medikament könnte jetzt alles scheitern? »Ich kläre das und rufe Sie gleich zurück«, rief ich in den Hörer, während Norman gerade auf eine Raststätte zufuhr.

Als wir angehalten hatten, sprang ich erst mal aus dem Auto: »Scheiße, das gibt's doch nicht. Wie machen wir das jetzt, welche Apotheke? Und die Apotheke muss das Zeug auch vorrätig haben. Wir müssen ja dann auf das Event. Es ist Mittwoch. Die Schwester hat gleich Feierabend, und die muss JETZT wissen, wo das Rezept hingeschickt werden soll. Ich kenne doch nicht die Apotheken in Hamburg. Wo übernachten wir überhaupt?«

Norman packte mich bei den Schultern: »Kleene, jetzt atme durch. Wir kriegen das hin. Okay?«

Ich blickte in seine blauen Augen, die mich sofort beruhigten.

»Schau in die E-Mail. Wie lautet die Adresse vom Hotel?«, fragte er.

Ich suchte das Schreiben auf meinem Handy raus und nannte ihm die Straße. Er recherchierte sofort, welche Apotheken in der nahen Umgebung lagen: »Die am nächsten gelegene Apotheke ist die auf der Reeperbahn.«

Trotz oder vielleicht wegen meiner Anspannung brach ich in Gelächter aus: »Auf der Reeperbahn! Klar, wir holen den Stoff in einer Apotheke auf der Reeperbahn! Verteilen die nicht vielleicht eher andere Spritzen?«

Auch Norman musste kurz lachen. Es war wirklich ein bisschen absurd. »Komm, ruf da an!« Norman diktierte mir die Nummer.

Wir hatten Glück. Die Apotheke hatte tatsächlich die Ovitrelle vorrätig. Hinterfragen wir das nicht weiter, dachte ich mir und rief sofort das Kinderwunschzentrum zurück. Kurz darauf wurde das Fax an die von uns genannte Apotheke geschickt, und ich versicherte mich noch mal telefonisch, dass dieses dort auch angekommen war. Erleichtert fiel ich Norman um den Hals.

Ohne Stau schafften wir es pünktlich in die Hansestadt, wo Norman als Erstes die Reeperbahn-Apotheke stürmte, während ich schon im Hotel auf meinen Maskenbildner traf. Während ich schick gemacht wurde, ratterte es in meinem Hirn: Ich sollte mir die Spritze um 22.45 Uhr geben. Da es auf dem Event ein festes Programm gab, würden wir uns frühestens im Anschluss ins Hotel shuttleln lassen können. Das Programm sollte bis etwa zweiundzwanzig Uhr dreißig und maximal bis dreiundzwanzig Uhr dauern. Danach konnte man sich zurück ins Hotel bringen lassen oder noch eine Weile bleiben.

Nach etlichem Hin- und Herüberlegen entschied ich mich, die Spritze mitzunehmen. Wahrscheinlich würde ich sie mir auf der Damentoilette setzen müssen. Keine schöne Vorstellung. Vor meinem geistigen Auge lief immer der gleiche Film ab: Auf dem roten Teppich fällt mir meine Clutch runter, der Verschluss öffnet sich, und die aufgezogene Spritze rollt direkt vor die Füße der Fotografen. Ich sah schon die Schlagzeile vor mir: »Szewczenko mit Reeperbahn-Droge auf dem RED CARPET«. Hoffentlich würde das gut gehen.

Als es dann so weit war und ich über den roten Teppich schritt, umklammerte ich mein Täschchen ganz fest. Ich gab belanglose Interviews und versuchte im Anschluss, das Unterhaltungsprogramm so gut wie möglich zu genießen. Norman und ich schauten dabei allerdings ständig auf die Uhr. Um zweiundzwanzig Uhr dreißig neigte sich das Finale auf der Bühne dem Ende, und ich sah, wie die ersten Damen bereits aufstanden. Wahrscheinlich alle mit einem Ziel: die Toilette. Nein! Bitte nicht alle auf einmal! Ich hatte noch 15 Minuten, bis ich mich spritzen musste. Panisch stand ich auf und lief mit wehendem Abendkleid Richtung Saalausgang. Norman folgte mir und reichte mir wortlos die Clutch, als er mich einholte. Ich hatte sie tatsächlich auf dem Tisch liegen lassen!

Ich riss sie förmlich an mich, und wir suchten zusammen die Damentoilette. Als ich sie entdeckte, hielt ich kurz die Luft an: Die Warteschlange schien endlos! Hektisch drehte ich mich zu Norman um und flüsterte: »Bis ich da dran bin, dauert es. Und ich zittere jetzt schon. Wie soll ich mich spritzen, wenn links und rechts andere pinkeln und pupsen und auf dem Klo eh schon gefühlt tausend Frauen vor mir waren?«

»Das ist scheiße. Wir haben noch zwölf Minuten«, überlegte Norman. »Wie lang sind wir eben hergefahren? Zehn Minuten?«

Ich nickte: »Könnte hinkommen!«

Wir warfen uns einen vielsagenden Blick zu und stürmten Richtung Ausgang. Noch im Laufen sprach Norman eine der Hostessen an: »Steht der Shuttle schon zur Verfügung? Ist der frei?«

Ohne die Antwort abzuwarten, hetzten wir nach draußen.

Der Fahrer des Shuttles sprang aus dem Wagen und öffnete uns die Tür.

Eine Hostess war indes hinter uns hergeeilt: »Frau Szewczenko, Sie haben Ihre Geschenktüte vergessen!«

Norman schnappte sich die Tüte: »Besten Dank, schönen Abend noch!«

Und schon waren wir im Wagen verschwunden. Völlig außer Atem. Der Fahrer versuchte, einen Small Talk zu starten und befragte uns über den Abend, während wir gedanklich seinen Fuß durch das Gaspedal traten. Ich schüttelte den Kopf. Noch fünf Minuten. Am Hotel angekommen, sprangen wir aus dem Wagen, rannten durch die Drehtür und steuerten direkt auf die Aufzüge zu. Als ich mich im Aufzug umdrehte und Richtung Rezeption schaute, erntete ich erstaunte Blicke der Mitarbeiter. Endlich schlossen sich die Türen des Aufzugs, und eine Minute später waren wir im Hotelzimmer.

Ich riss das Kleid runter, während Norman schon die Spritze auspackte und mir ein Alkoholpad reichte. Ich desinfizierte die Stelle und spritzte mir das Mittel routiniert unter die Haut. Erleichtert atmete ich aus. Geschafft. Es war 22.46 Uhr.

Norman schüttelte lachend den Kopf: »Das war gerade wie im Film. Absolut oscarreif!«

Ich küsste ihn. »Wie Bonnie und Clyde. Welche Eindrücke wir wohl bei dem einen oder anderen hinterlassen haben?« Ich schmunzelte.

Zwei Tage später stand die Entnahme der Eizellen an. Diesmal auf meinen Wunsch ohne Narkose. Wieder saß ich mit einigen Frauen im Legebatterien-Raum und wartete, bis es losging. Ich war an Startposition eins und die Einzige, die ohne Narkose zur Eizellenentnahme kam. Ich war wahnsinnig aufgeregt. Andererseits fand ich es auch spannend, der Punktion mit klarem Kopf beizuwohnen. Wieder legte ich mich auf den gynäkologischen Stuhl und wurde von gut gelaunten Schwestern umringt. Der Professor erklärte mir noch einmal alles, und schon ging es los. Er führte den Ultraschallstab mit der daran befestigten Hohlnadel ein.

Ich befahl mir selbst, gleich nicht zu zucken oder mich auch nur annähernd zu bewegen. Nicht dass der Professor dann noch mit der Nadel abrutscht und meinen Darm punktiert. Meine Hände umklammerten fest das kühle Metall des Stuhles. Eine Schwester legte ihre Hand auf meine und sprach ein paar beruhigende Worte. Am Ultraschall konnte ich alles mitverfolgen. Da war mein rechter Eierstock, an dem dieses Mal lediglich zwei Follikel hingen. Ich sah, wie die Nadel durch das Gewebe gestochen wurde, und spürte im gleichen Moment den Schmerz. Uff. Okay. Aua. Aber auszuhalten. Ich nahm das Absaugen als ein sehr unangenehmes Ziehen wahr. Aber alles ging recht schnell, und schon war der Stab mit der Nadel wieder draußen.

Geschafft. Ich war stolz.

In beiden Follikeln war jeweils eine Eizelle.

Glücklich fuhr ich mit Norman nach Köln zurück und wurde kurz darauf für den Dreh einer Krankenhaus-Serie abgeholt.

Ich hatte noch leichte Schmerzen von der Punktion und war dankbar, dass ich an diesem Abend durch die Arbeit abgelenkt war. Nur zwei Eizellen. Würden sich beide oder wenigstens eine erfolgreich befruchten lassen? Ich hoffte sehr, dass sie meine Supereier waren. Jade und Otis 2.0.

Ich hatte Glück. Am nächsten Tag erhielt ich den Anruf, dass sich tatsächlich beide Eizellen hatten befruchten lassen. In zwei Tagen sollte ich zum Transfer kommen, vorausgesetzt, sie würden sich weiterentwickeln. Ich war erleichtert. Natürlich, wir hatten wieder nichts in Reserve, aber vielleicht brauchten wir das auch gar nicht. Die Gedanken kamen mir bekannt vor, ich zwang mich aber, sie nicht mit etwas Negativem zu verbinden.

Der Transfer konnte dann auch wie geplant stattfinden, und zwei wunderschöne Embryonen, einer im 10-Zell-Stadium und einer im 8-Zell-Stadium in A-Qualität, wurden mir zwei Tage später eingesetzt. Die Ärztin war mehr als zufrieden. Die Schwester scherzte: »Heute machen wir nur Jungs.«

Ich lachte, die gute Laune war ansteckend. Ich bekam ein Ultraschallbild geschenkt. Darauf sah man natürlich nicht die Embryonen, aber die Flüssigkeit, in der sich diese befanden. Hallo, ihr zwei Krümel, herzlich willkommen, nistet euch gut ein, dachte ich im Stillen. Laut sagte ich: »Hoffentlich finden sie einen schönen Platz.«

Die Ärztin antwortete: »Das hoffen wir auch. Es gibt ja leider auch bei der künstlichen Befruchtung die Möglichkeit, dass sie den falschen Weg wählen. Wie zum Beispiel den Eileiter.«

Ich stutzte, das war keine schöne Vorstellung.

»Aber das machen die beiden sicher nicht. Das sind bestimmt kluge Kerlchen«, fügte eine der Schwestern hinzu.

Ich nickte eifrig. Meine Krümel aus den Supereiern werden das schon hinbekommen! Oder wenigstens einer. Ein Embryo im 10-Zell-Stadium an Tag drei war mehr als gut. Die wollen wachsen und zu einem Menschlein werden.

In den folgenden Tagen sprach ich viel mit meinen zwei Krümeln im Bauch, beim Kochen, beim Spazierengehen, beim Fernsehen. Ich lud sie ein zu bleiben und erzählte ihnen von der Welt. Ich versuchte, es mir gut gehen zu lassen. Stressfrei. Positiv. Das wird klappen. Diesmal wird es ganz bestimmt klappen!

Zwei Tage vor dem Bluttest zur hCG-Bestimmung hielt ich es nicht mehr aus. Ich musste unbedingt einen Schwangerschaftstest machen. Seit dem Punktionstag, der mit dem Tag des Eisprungs gleichzusetzen ist, waren zwölf Tage vergangen. Erneut musste der alte Zahnputzbecher seinen Dienst tun, und ich tunkte den Teststreifen in den aufgefangenen Morgenurin. Ich konnte nicht hinschauen und schloss für eine kurze Weile die Augen. Als ich sie öffnete, erkannte ich sofort einen zweiten zarten Strich. Schwanger. Ich hatte einen positiven Schwangerschaftstest! Das erste Mal seit unzähligen Monaten hielt ich einen positiven Test in meinen Händen! Ich konnte es kaum fassen.

Als Norman von der Arbeit kam, zeigte ich ihm den Test und flog ihm um den Hals. Wir hatten es geschafft! Allerdings reagierte Norman etwas verhaltener als ich. Irgendwie wollte er noch nicht dran glauben, freute sich aber. »Ach, Kleene, das wäre ja der Wahnsinn ...«

»Nicht wäre! Es ist der Wahnsinn! Ich bin schwanger!« Natürlich wusste ich, was noch alles passieren konnte, aber daran wollte ich einfach nicht denken.

Zwei Tage später, an einem Freitag, bestätigte der Bluttest die Schwangerschaft. Allerdings war der hCG-Wert sehr niedrig. Er lag nur bei 48. Die Schwester am Telefon blieb trotzdem zuversichtlich. Für mich aber war es der erste Dämpfer. Ich war an ES+14 und wusste genau, wann die befruchteten Eizellen in welchem Stadium zurücktransferiert worden waren. Mein Bauchgefühl ließ die ersten Alarmglocken läuten.

Am Sonntag bemerkte ich, dass die eigentlich weißen Krümel des Vaginalgels, das ich weiterhin täglich anwenden musste, etwas bräunlich waren. Bis jetzt hatte sich das Gel nie verfärbt.

Hatte ich mich beim Einführen verletzt? Laut Internetrecherche konnte das schon mal passieren. Es könnte auch eine leichte Einnistungsblutung gewesen sein. Das würde zeitlich auch passen.

Am Montagvormittag stellte ich dann eine leichte Blutung fest. Ich war allein zu Hause. Als ich auf die Toilette ging und den Schlüpfer runterzog, entfuhr mir nur noch ein verzweifeltes »Nein ...«. Bitte nicht, dachte ich. Ich fing an zu zittern und bekam kaum Luft. Wie ein Kartenhaus fielen all meine positiven Hoffnungen in sich zusammen. Ich rief Norman in der Arbeit an und weinte ins Telefon: »Ich blute. Ich blute.« Ich schluchzte und rang nach Luft. Lass das bitte nicht wahr sein. Nimm mir den Krümel nicht weg! Bitte, liebes Schicksal!

»Kleene, ganz ruhig. Ich bin gleich da«, hörte ich Norman wie aus weiter Ferne sagen.

Mittlerweile saß ich im Schlafzimmer auf dem Boden. Ich schaute mein Spiegelbild an, um nicht gänzlich die Fassung zu verlieren. Tränen liefen meine Wangen hinunter. Ich atmete schnell und schluchzte: »Ja, bitte komm nach Hause.«

Norman fand mich im Bett, wo ich wie ein Häuflein Elend regungslos dalag.

Ich war so froh, dass er da war und sich zu mir legte, um mich zu halten. Ich weinte. Die Enttäuschung war so groß.

»Ich hatte kein gutes Bauchgefühl«, flüsterte Norman.

»Ich auch nicht mehr, als ich den hCG-Wert wusste. Da war was, das mir sagte, dass es nicht ausreichend ist.« Meine Stimme brach sich in einem Schluchzen. »Mir wäre es lieber gewesen, die Embryonen wären genauso im Nichts verschwunden wie letztes Mal. Da hat was angefangen, sich einzunisten, und konnte sich aus irgendeinem Grund nicht halten. Das ist so bitter. So gemein. Warum?«

Norman zuckte traurig die Schultern: »Ich weiß es nicht, Kleene. Wir sollten das mit dem Professor besprechen. Vielleicht kann man noch was optimieren oder anders machen.«

Ganz eng kuschelte ich mich an Norman. Ich fühlte mich wie ein Vogel, dessen Flügel gebrochen war. Zerbrochen und unendlich traurig. Vier Embryonen hatten wir in den zwei Versuchen insgesamt gewonnen, und aus keinem wollte wirklich Leben entstehen. Was war falsch mit mir? »Vielleicht passiert das, weil ich nicht darf. Vielleicht ist das eine Art Strafe, weil wir mit aller Macht versuchen, unser Schicksal zu beeinflussen.« Eine furchtbare Leere breitete sich in mir aus. »Aber ich verstehe nicht, warum. Ich habe doch noch so viel Liebe übrig in meinem Herzen. Wir lieben uns, und wir möchten beide, dass unsere Familie wächst. Es ist so schön für uns, Jona Zeit zu schenken. Wir sind gern Eltern. Sicher weit weg von perfekt und manchmal auch chaotisch, aber alles in allem doch akzeptabel. Denkt das Schicksal, wir sind zu mehr nicht fähig? Ich will das alles verstehen und verstehe es nicht. Das Einfachste und Natürlichste der Welt wird für uns zu einem scheinbar unerreichbaren Ziel. Warum klappt etwas nicht, das aus Liebe entsteht, wo wir doch voll von Liebe sind ...« Ich schloss die Augen.

Norman streichelte mich behutsam in den Schlaf.

Noch am selben Tag telefonierte ich mit dem Kinderwunschzentrum, wo mir vorgeschlagen wurde, ich solle am nächsten Tag erneut zur Blutabnahme vorbeikommen.

Alle aufmunternden Worte nutzten nichts. Einer der Ärzte riet mir, die Hoffnung noch nicht aufzugeben, sie hätten schon viel erlebt. Leichte Blutungen könnten vorkommen.

Meine Blutung wurde allerdings stärker und stärker. Nach der Blutabnahme in Düsseldorf fuhr ich direkt zu Jonas Schule, wo ich zum Laternenbasteln mit den Kindern verabredet war. Man könnte meinen, dass das in meinem emotionalen Zustand schrecklich war, aber ich war froh über diese Ablenkung. Ganz automatisch versuchte ich, gute Laune zu verbreiten – und wer könnte einen besser von Problemen ablenken als Kinder? Mit ihrer Vorfreude auf den Martinszug schenkten sie mir ein Stück Normalität in einer finsteren Stunde.

Als ich die Schule verließ, kam der Anruf einer Schwester aus der UniKiD. »Frau Szewczenko? Hören Sie, Ihr hCG-Wert ist gestiegen. Wir sind bei 217.«

Ich blieb abrupt auf der Straße stehen: »Was? Nein. Machen Sie mir bitte keine falschen Hoffnungen.«

»Mache ich nicht. Der Wert ist gestiegen. Kommen Sie bitte am Freitag erneut zur Blutabnahme.«

Obwohl meine Blutungen stärker geworden waren, stieg der Wert des Schwangerschaftshormons. Das verwirrte mich. Das passte nicht. Konnte man so stark bluten bei einer intakten Schwangerschaft?

Am Freitag war der hCG-Wert nur noch minimal von 217 auf 265 gestiegen. Der Professor rief mich an und erklärte mir, dass es sich nicht mehr um eine intakte Schwangerschaft handeln könne und ich das Vaginalgel absetzen solle. Die Blutung war auch die letzten Tage stärker gewesen als meine normale Regelblutung, sodass ich für mich zur Überzeugung gekommen war, dass es das gewesen war mit dem Baby. Trotzdem solle der Wert in einer Woche wieder mittels Blutabnahme kontrolliert werden, erklärte mir der Professor weiter. Es sei wichtig zu überprüfen, dass das hCG wieder auf null absinke.

Völlig verrückt. Erst wünscht man sich, dass das Schwangerschaftshormon steigt, und dann hofft man, dass es komplikationslos und schnell sinkt. Meine Blutungen hörten über das Wochenende auf. Langsam hatte ich den Umstand akzeptiert, dass ich meinen kleinen Krümel verloren hatte. Ich war immer davon ausgegangen, dass sich nur eine Eizelle eingenistet hatte, und war stolz auf mein Baby, dass es sich ins Leben hatte kämpfen wollen. Gleichzeitig war ich unendlich traurig.

Norman versuchte, zuversichtlich in die Zukunft zu blicken. Er fand es auf jeden Fall gut, dass wir ein Stück weitergekommen waren als letztes Mal. Wir hielten uns an jeden positiven Strohhalm, den wir gedanklich finden konnten.

Nach vier Tagen ohne Blutungen bekam ich zwei sehr starke kurze Blutungen, die mich ein wenig erschreckten. Okay, vielleicht ist jetzt damit alles vorbei, dachte ich mir. Doch ich sollte mich getäuscht haben. Am nächsten Tag hatte ich die vereinbarte nächste Blutkontrolle. Der hCG-Wert war weiter gestiegen auf 560. Was? Krümelchen, du musst jetzt gehen, bitte. Ich liebe dich, aber wir müssen loslassen ... So langsam machten mir der steigende Wert und die Blutungen Angst. Vielleicht eine Eileiterschwangerschaft, schoss es mir durch den Kopf. O nein! Bitte nicht auch noch so was. Ich erinnerte mich an die mahnenden Worte der Ärztin beim Transfer, und mir lief ein kalter Schauer über den Rücken. Sollte die Ärztin recht behalten? Hatte sie eine Vorahnung gehabt? Im Internet recherchierte ich, dass die Symptome, der langsam steigende hCG-Wert und die Blutungen, zu einer Eileiterschwangerschaft passen könnten.

Da mittlerweile auch die Ärzte in der Klinik hellhörig geworden waren, sollte bei einem nächsten Termin ein Ultraschall gemacht werden. Aber bis dahin musste ich noch ein Wochenende überstehen, an dem ich wieder einmal rasende

Gedanken, Wut und Traurigkeit auf einmal bewältigen musste. Das Schicksal hatte sich da wohl mal wieder was Tolles für
mich überlegt. Es hatte natürlich nicht gereicht, dass es einfach
nicht geklappt hat. Nee, bei der zweiten Runde legte das liebe
Schicksal einfach noch einen obendrauf. Danke. Aber warum?
Jetzt hatte ich innerhalb von zehn Tagen versucht, den Umstand »nicht intakte Schwangerschaft« zu akzeptieren, da ging
der ganze Spuk in die nächste Runde. Ich hätte meine Zeit besser investieren können. Und was, wenn ich jetzt einen Eileiter
verlieren würde? Mein rechter Eileiter war der stärkere. Der
arbeitete immer besser. Da waren auch beide Male mehr Follikel gewesen. Auch den Mittelschmerz habe ich immer mehr
auf der rechten Seite gespürt. Bitte lass es wenigstens den linken Eileiter erwischt haben! Bitte!

Ich war bis Montag hundertprozentig davon überzeugt,
dass ich einer Eileiterschwangerschaft zum Opfer gefallen war.
Norman war so lieb und begleitete mich zur Ultraschalluntersuchung. Der Professor seufzte, während er auf den Monitor
schaute: »Wir haben hier eine Fruchthöhle, die liegt sehr weit
unten, fast am Muttermund, und da ist auch die Kaiserschnittnarbe.« Er deutete auf einen hellen Strich und auf die dunkle Fruchthöhle. »Das ist ein Problem. Ich möchte Sie bitten,
gleich noch in die Frauenklinik rüberzugehen. Ich informiere
meine Kollegin in der Pränatal. Sie soll sich das bitte auch
anschauen.«

Ich war so überrumpelt, dass ich weiter gar nichts fragen
konnte. Auch Norman schaute nur irritiert von mir zum Professor, der uns an einem Seitenausgang des Kinderwunschzentrums rausließ. Er deutete uns den Weg zur Frauenklinik,
die praktischerweise direkt nebenan war.

Was war denn jetzt los? Eigentlich war ich gerade sehr erleichtert, dass keiner der beiden Embryonen sich in einen meiner Eileiter verschwommen hatte. Das ernste Gesicht des Professors bereitete mir aber nun doch große Sorge. Da war irgendwas nicht so toll. Oder hatte ich da gerade zu viel hineininterpretiert? Vielleicht oder sehr wahrscheinlich würde ich wohl um eine Ausschabung nicht herumkommen. Noch wahrscheinlicher war es, dass dies in der Frauenklinik gemacht werden sollte. Anscheinend war diesmal, anders als bei meiner ersten Fehlgeburt 2010, nicht alles mit den Blutungen abgegangen. So ein Mist.

In der Frauenklinik wusste die leitende Oberärztin der Pränatalen Diagnostik schon Bescheid und erwartete mich. Hier konnte ich über einen großen Monitor beim vaginalen Ultraschall verfolgen, was das »Problem« war.

Die Ärztin war zuerst recht still und schien nicht sehr glücklich mit dem, was sie da sah. Endlich wandte sie sich uns zu: »Sehen Sie den dunklen Kreis unten am Bildschirm?«, fragte sie.

Ich nickte nur.

»Das ist eine Fruchthöhle mit einem Durchmesser von 4,5 Millimetern. Ein Dottersack ist auch bereits angelegt. Das Problem ist allerdings, dass die Fruchthöhle im Bereich der Sectionarbe liegt. Das heißt, es hat eine Einnistung in die Kaiserschnittnarbe stattgefunden.«

Ich starrte sie an. Jetzt fiel mir etwas ein: Ich wusste nicht mehr, wann das genau gewesen war, aber ich hatte an einem Tag in der Küche gestanden und ziemlich genau mittig an der Narbe ein starkes Stechen gespürt, das mich hatte zusammenzucken lassen. Das musste es gewesen sein! Ich zeigte der

Ärztin die Stelle auf der Narbe: »Ich hatte vor einiger Zeit einen stechenden Schmerz genau hier.«

Sie nickte: »Genau da. Richtig. Die Blutungen haben es bereits gezeigt. Die Schwangerschaft ist nicht intakt, Frau Szewczenko, und sie gehört da auch nicht hin. Wir sprechen von einer ektopen Schwangerschaft. Also einer Schwangerschaft außerhalb der Gebärmutterhöhle. Allerdings ist eine Ausschabung an der Stelle nicht so einfach möglich. Das Schwangerschaftsgewebe ist sehr gut durchblutet und hat sich schon tief in die Narbe vorgearbeitet ...«

Den Rest bekomme ich heute gar nicht mehr richtig zusammen. Ich erinnere mich nur noch an Wortfetzen: »... zu starken Blutungen führen ... sehr, sehr selten ... Narbenschwangerschaft ... wächst die Frucht weiter, kann es mit hoher Wahrscheinlichkeit zu einer Ruptur kommen ...«

Ich war damals wie vor den Kopf gestoßen. Starrte fassungslos auf den Monitor und spürte, wie Norman meinen Arm streichelte. Ich konnte das alles kaum verstehen.

Die Ärztin wollte sich mit dem Professor besprechen, der sich dann bei mir melden würde. Wie paralysiert verließ ich die Frauenklinik. Ich hatte mit einer Eileiterschwangerschaft gerechnet, aber niemals mit so was. Eine Narbenschwangerschaft. So selten, dass ich noch nie was davon gehört oder gelesen hatte. Mir schoss der Moment im Jahr 2011 in den Kopf, als wir wegen des Geburtsstillstandes entschieden hatten, einen Kaiserschnitt machen zu lassen. Dann der Moment, als sich rausstellte, dass dies die absolut richtige Entscheidung gewesen war, weil Jona die Nabelschnur um den Hals, den Rumpf und den rechten Arm gewickelt gehabt hatte. Diese Entscheidung, die damals richtig gewesen war, wurde mir jetzt zum Verhängnis. Ohne Narbe hätte es schließlich nicht zu einer Narbenschwangerschaft kommen können.

Wieder zu Hause, rief mich am Spätnachmittag der Professor an. Ich ging in den Garten, um zu telefonieren. Er erklärte mir noch mal, dass wir es mit der seltensten Form einer ektopen Schwangerschaft zu tun hätten. Die Frucht habe sich tatsächlich in den Narbenbereich eingenistet. In meinem Fall solle ein Medikament angewendet werden, das unter die Haut gespritzt wird. Ich lauschte, während ich schon wieder gegen Tränen ankämpfen musste. »Wir spritzen Ihnen Methotrexat, kurz MTX. Das ist ein Folsäure-Antagonist. Vereinfacht gesagt ein Zellgift. Es ist ein niedrig dosiertes Chemotherapeutikum. Wir möchten erreichen, dass die Frucht abstirbt und sich löst. Sie bekommen zusätzlich noch Leucovorin. Das ist ein entgiftendes Mittel. Es wird ebenfalls in der Krebsbehandlung eingesetzt. Es ist ein bisschen der Gegenspieler vom MTX. Sie wollen ja auch Ihre Haare behalten.«

Das war der Punkt, an dem ich nicht mehr konnte. Ich schluchzte auf. Wovon sprach der Professor hier bitte? Ich war nicht fähig, weitere Fragen zu stellen, also sagte ich bloß: »Entschuldigen Sie, ich bin so aufgewühlt. Ich kann gar nicht klar denken.« Ich versuchte, mich irgendwie zusammenzureißen.

Der Professor bestellte mich für den nächsten Tag nach Düsseldorf, damit wir alles Weitere in Ruhe besprechen und dann auch sofort mit der Therapie beginnen könnten.

Sobald er aufgelegt hatte, rannte ich weinend ins Haus und wiederholte stammelnd das, was ich gerade gesagt bekommen hatte. Norman konnte mir kaum folgen: »... dann sagte der Professor irgendwas davon, dass ich ja meine Haare behalten will. Was passiert hier, Norman? Ein Mittel, das man in der

Krebstherapie einsetzt. Ein Zellgift!« Ich konnte mich kaum beruhigen.

Das hier hatte nichts mehr mit einem Kinderwunsch zu tun. Jetzt ging es um mich und meinen Körper. Wir hatten schon zweimal mit der Hormontherapie künstlich in meinen Zyklus eingegriffen und meine Hormone gelenkt. Die Beipackzettel der verabreichten Medikamente muss man nicht unbedingt detailliert gelesen haben. Die sind weniger schön. Aber jetzt sollte ich mir ein Zellgift spritzen lassen wie eine Krebspatientin? Ich als gesunde Frau? Wieso passierte das hier alles? Was hatte ich getan? Einen Tag zuvor hatte ich noch Angst vor einer Ausschabung gehabt. Wie lächerlich, dachte ich in meiner Verzweiflung.

Ich konnte mich schwer sortieren. Wie froh war ich, dass Jona gerade bei einer Freundin zum Spielen war und nichts mitbekam. Sie war zu diesem Zeitpunkt sieben Jahre alt. Viel zu klein, um auch nur ansatzweise verstehen zu können, worum es hier ging. Ich wollte sie nicht auch noch belasten.

Am nächsten Morgen fuhren wir wieder nach Düsseldorf, wo festgestellt wurde, dass das hCG weiter gestiegen war auf 800. Wieder Ultraschall. Die Frucht war ganz klar in die Narbe reingewachsen. Ich war mit dieser ektopen Schwangerschaft ein Ein-Prozent-Fall. Unfassbar.

Man erklärte mir, das MTX sei die einzige Möglichkeit, um die nicht intakte Schwangerschaft in der Kaiserschnittnarbe zu beenden. Das gut durchblutete Gewebe sei zum jetzigen Zeitpunkt nicht operabel, das Risiko für unstillbare Blutungen einfach zu hoch. Da die Gebärmutter wegen meines Kinderwunsches erhalten bleiben solle, müsste ich wahrscheinlich mehrere Gaben MTX bekommen, damit sich der Fruchtsack hoffentlich so löste, dass man komplikationsfrei operieren könne.

Ich stierte vor mich hin. Mein Verstand kam fast nicht mehr mit.

Ich wurde mit Norman nach dem Ultraschall in einen Raum geführt, wo eine junge Ärztin das Aufklärungsgespräch zu dem Medikament Methotrexat führen sollte. Meine Augen brannten vom Weinen, und ich knetete mein nasses Taschentuch zwischen den Fingern. Auf dem Aufklärungsbogen stand »Bauchhöhlen- und Eileiterschwangerschaft«. Eine Narbenschwangerschaft wurde nicht aufgelistet. Zu selten. Die junge Ärztin versuchte einfühlsam, uns alles zu erklären. Die möglichen aufgezählten Nebenwirkungen wie Müdigkeit, Übelkeit und Veränderungen des Blutbildes ließen mich nur noch den Kopf schütteln. Ich wollte das alles nicht und hatte doch keine andere Wahl. Norman strich mir über den Rücken. Er fühlte sich genauso hilflos wie ich und hätte alles dafür gegeben, wenn er das an meiner Stelle hätte durchstehen können. Er versuchte, so gut wie möglich eine Stütze zu sein, und ich war so froh, ihn an meiner Seite zu wissen.

Eine andere Ärztin kam während der Aufklärung ebenfalls in den Raum und teilte uns mit, dass ich noch heute die erste Spritze bekommen könne. Gleich um dreizehn Uhr.

Ich nickte resigniert. »Okay.«

»Ich habe mit der Station im Chemotherapie-Zentrum telefoniert. Die Schwestern wissen Bescheid und bereiten alles vor. Der Eingang ist direkt gegenüber dem Kinderwunschzentrum.«

Ich schloss die Augen. Hatte da gerade jemand Chemotherapie-Zentrum gesagt? Ich wollte aus diesem Albtraum aufwachen. Ich war doch gerade noch eine gesunde Frau gewesen!

Nun fühlte ich mich, als hätte mein Kinderwunsch mich zum Tode verurteilt.

Wir hatten noch etwas Zeit, bis mir die Spritze verabreicht werden sollte, und so fuhren wir im Umkreis von zwei bis drei Kilometern mit dem Auto ziellos herum. In ein Café konnte ich mich in meinem Zustand nicht setzen. Angesprochen werden wollte ich auch nicht. Ich schwieg. Norman ebenfalls. Es gab gerade nichts zu sagen. Tröstende Worte hätten mich wütend gemacht. Mitleid wollte ich nicht. Aufbauende Worte waren fehl am Platz. Wie gelähmt saß ich auf dem Beifahrersitz. Die Geschehnisse brauchten Zeit und Raum, um von meinem Gehirn verstanden zu werden.

Kurz vor dreizehn Uhr ließ Norman mich direkt vor dem Chemotherapie-Zentrum aussteigen und suchte nach einem Parkplatz. Ich betrat das Gebäude und ging langsam die Treppen in den zweiten Stock hinauf. Meine Beine waren schwer wie Blei. Alles in mir sträubte sich, weiter nach oben zu gehen. Trotzdem nahmen meine Füße wie ferngesteuert eine Stufe nach der anderen. Ich umklammerte das Treppengeländer und zog mich daran weiter vorwärts. Eine Glastür trennte das Treppenhaus von der Station. Ich öffnete sie und schritt hindurch. Alles um mich herum geschah wie in Zeitlupe. Ein Pfleger mit einem Tablett Infusionsbesteck lief freundlich lächelnd an mir vorbei. Eine junge Frau stand, durch ihr Kopftuch sofort als Krebspatientin erkennbar, traurig am Fenster. Ich wandte meinen Blick ab. Die ganze Station war in Bewegung. Medizinische Geräte piepten durchgehend, Patienten verschwanden in Behandlungsräumen, Ärzte tauschten sich auf dem Flur über Krankenakten gebeugt aus, und Schwestern wuselten eifrig herum.

Ich stellte mich in eine kleine Schlange zur Anmeldung. Ich gehörte nicht an diesen Ort. Keiner kommt hier freiwillig hin. Ein Ort, an den wir nicht denken wollen und den wir nicht besuchen möchten. Niemals in unserem Leben. Als ich an der Reihe war, mich anzumelden, fiel es mir schwer zu erklären, wer mich warum hierhergeschickt hatte.

Die Schwester an der Anmeldung wusste aber glücklicherweise schon Bescheid und war unwahrscheinlich nett. Sie bemerkte meine labile Verfassung sofort. »Kommen Sie mal mit. Ich habe Ihnen schon eine Liege vorbereitet.«

Sie führte mich in einen Raum am Ende des Ganges. Ein Sichtschutz war aufgebaut. Dahinter konnte ich einen Infusionsständer und eine Frau mittleren Alters erkennen, die auf einem Stuhl saß und sich leise mit einer zweiten Frau unterhielt. Ich strich mir über die Stirn. Das hier waren vermutlich Frauen, die Krebs hatten. Ihr Schicksal war deutlich schlimmer als meines. Ja, eine Ausschabung wäre für mich ein großes Risiko, aber immerhin schwebte über mir nicht das Damoklesschwert einer unheilbaren Krankheit. Plötzlich schämte ich mich für meine Tränen und versuchte, die Fassung wiederzugewinnen.

Langsam schritt ich zum Fenster und schaute hinaus. Es war ein schöner sonniger Tag. Von hier oben konnte ich direkt in das Büro des Professors im Kinderwunschzentrum sehen. Ein Pärchen saß gerade dort und bekam wahrscheinlich alles zum Thema künstliche Befruchtung erklärt. Genau da hatten wir auch gesessen, mit unserer Hoffnung auf ein Baby, dachte ich. Nie hatte ich dem gegenüberliegenden Gebäude meine Aufmerksamkeit geschenkt. Mir war überhaupt nicht bewusst gewesen, was hier behandelt wurde. Ich hatte zwar jedes Mal Menschen gesehen, die gerade in das Gebäude hineingingen oder es verließen, mir aber nie Gedanken über seinen Sinn und Zweck gemacht. Nun stand ich hier und wünschte, dass dem Pärchen da drüben diese Sichtweise erspart bleiben würde. So was braucht kein Mensch. Hoffentlich habt ihr da unten mehr Glück!

»Kleene!«

Normans Stimme riss mich aus meinen Gedanken. Er hatte endlich einen Parkplatz gefunden und kam ins Zimmer geeilt.

»Ich warte noch auf die Spritze«, sagte ich. Wieder stiegen Tränen auf, die ich versuchte zu unterdrücken. Norman nahm mich in den Arm. Wir schwiegen beide. Dann löste ich mich von ihm und legte mich auf die Liege. Angst kroch in mir hoch. Angst vor der MTX-Spritze. Angst, wie es mir in den nächsten Tagen wegen des Zellgiftes gehen würde. Angst, dass die Therapie nicht gut genug anschlagen würde.

Endlich kam eine Ärztin mit der Spritze auf einem kleinen weißen Tablett herein. Es war so weit. Ich schob die Hose etwas hinunter, damit mir das Mittel seitlich ins Gesäß gespritzt werden konnte. Die Flüssigkeit leuchtete bernsteinfarben. Wie trügerisch schön, dachte ich.

»Sind Sie bereit?«, hörte ich die Ärztin fragen.

Ich nickte und presste die Lippen aufeinander. Als ich spürte, wie die Flüssigkeit in mein Gewebe injiziert wurde, schloss ich die Augen, und eine einzige große Träne rann meine Wange hinunter.

Es war vorerst ein Spritzenzyklus geplant. Das bedeutete, dass mir die »Giftplörre«, wie ich das Methotrexat getauft hatte, insgesamt viermal verabreicht werden sollte. Immer im Abstand von zwei Tagen. An den Tagen, an denen nicht gespritzt wurde, musste ich das Leucovorin oral einnehmen.

Einen Tag nach der ersten Spritze hatte ich einen weiteren Episoden-Drehtag für die Krankenhausserie. Ich weiß noch, wie müde ich war, als ich in der Maske saß und meine langen Haare im Spiegel betrachtete. Bitte, lass die nicht ausfallen, betete ich.

Die Dreharbeiten waren eine gute Ablenkung. Ich wusste, dass ich nicht in Höchstform war, versuchte aber trotzdem, den Job so gut wie möglich zu meistern. Als ein bisschen schräg empfand ich die Tatsache, dass ich privat gerade fast täglich auf ein Krankenhausgelände fuhr und gleichzeitig fiktiv in einer Krankenhausserie mitwirkte. Solche Geschichten schreibt wirklich nur das Leben!

Nach einer knappen Woche hatte ich es geschafft. Der Spritzenzyklus war durch. Ich war müde, und ab und an war mir etwas übel. Meine Psyche war natürlich sehr in Mitleidenschaft gezogen, und ich wollte, dass dieser Albtraum endlich vorbei wäre. Wieder hatte ich einen Ultraschalltermin in der Frauenklinik, bei dem überprüft werden sollte, ob die Frucht schon dabei war, sich von der Kaiserschnittnarbe zu lösen.

Es war mittlerweile Ende November. An diesem Mittwochmorgen fuhr ich allein nach Düsseldorf, weil Norman schon früh ins Büro musste. Ich meldete mich in der Privatambulanz und bekam meine Akte überreicht, die ich mit in die Frauenklinik nehmen sollte. Ich war wahnsinnig nervös. Während ich den langen Verbindungsgang zwischen Ambulanz und Klinik entlangging, schaute ich flüchtig auf die Mappe in meinen Händen. Ein kleiner weißer Zettel war mit einer Büroklammer links oben befestigt: »hCG trotz Chemo gestiegen«, stand darauf. Mir blieb die Luft weg, abrupt blieb ich stehen. Am Tag der letzten Spritze hatte man mir erneut Blut abgenommen, und das hier war das Ergebnis? Mein Herz pochte plötzlich ganz schnell, und ich hatte das Gefühl, meine Beine würden mich nicht mehr lang tragen. Trotzdem setzte ich mich wieder in Bewegung und hastete den Gang zur Frauenklinik entlang. Ich musste wissen, was hier los war. Meine Schuhabsätze bohrten sich in den Boden, und das hämmernde Geräusch vermischte sich mit dem Rauschen in meinen Ohren. Niemand begegnete mir, sodass ich meinen Tränen freien Lauf ließ. Alles um mich herum verschwamm, der Flur erschien mir unwirklich. Ich wäre am liebsten losgerannt. Weit weg, damit ich alles hinter mir lassen könnte.

Wie schön wäre es, wenn ich jetzt einfach aus dem Bus der Linie »Kinderwunsch« aussteigen, dem Schicksal den Mittelfinger zeigen und sagen könnte: »Entschuldige, aber ich nehme einen anderen Weg!«

Mit diesen Gedanken kam ich weinend zur Ultraschalluntersuchung. Die leitende Oberärztin gab mir Zeit, mich zu sammeln, sie hatte Verständnis. Während ich auf einen Stuhl sank, erklärte ich ihr, dass ich den Zettel gelesen hätte. »Es tut mir leid, dass Sie mich hier immer nur völlig verweint und halb hysterisch erleben. Aber das macht mir alles Angst, und ich möchte, dass das vorbei ist.«

»Das verstehe ich, wir schauen jetzt erst mal, okay?«

Auf dem Bildschirm erkannte ich den dunklen Schatten, der die Fruchthöhle zeigte, und erschrak. Täuschte ich mich, oder war die gewachsen?

Die Ärztin bestätigte meine Vermutung: »Die Fruchthöhle hat sich von 4,5 Millimeter auf 10 Millimeter vergrößert.«

Erneut kamen mir die Tränen.

Eine weitere Person betrat den Untersuchungsraum. Es war die Direktorin der Frauenklinik. Sie begrüßte mich kurz und schaute sich ebenfalls den recht seltenen Fall einer Narben-schwangerschaft an. Sie besprach sich mit der Ärztin, während ich mich unter Tränen anzog.

Einfühlsam, aber sehr neutral erklärte mir die Direktorin die möglichen Optionen. Das hCG war auf über 1.500 gestiegen, die Fruchthöhle hatte sich vergrößert. Zu operieren war weiterhin keine Option, da das Risiko für unstillbare Blutungen zu groß war. »Frau Szewczenko, Sie müssen sich eine Schwangerschaft ähnlich wie einen Tumor vorstellen, der ins umliegende Gewebe wächst. Diese Stelle ist stark durchblutet. Wenn Sie keinen Kinderwunsch hätten, würden wir eine Hysterektomie in Betracht ziehen. Diese Möglichkeit kann natürlich trotzdem jederzeit eintreten, falls wir keine andere Wahl haben. Sollte die Frucht sich nicht selbstständig lösen und es unter einer Operation zu nicht stillbaren Blutungen kommen, ist die Hysterektomie das Mittel der Wahl, um Sie zu retten.«

Ich verstand überhaupt nichts mehr. Hysterektomie? Was war das?

Die andere Ärztin sah, wie ich fragend in die Runde schaute, und fügte hinzu: »Eine Hysterektomie ist die Entfernung der Gebärmutter.«

Schockiert blickte ich zurück zur Direktorin. Meine Gebärmutter? Dann wäre alles vorbei. Damit müsste ich meinen Kinderwunsch begraben. Ich war nun vollends aufgelöst. In solchen Momenten ist es schwierig, rational zu denken. In meinem Kopf schwirrten nur noch Schlagworte herum: hCG-Anstieg ... Vergrößerung der Fruchthöhle ... nicht operabel ... Gebärmutterentfernung ... unstillbare Blutungen ... Ich hatte Familie, eine Tochter. Was stand hier auf dem Spiel? Ich hatte mich schon mit der Giftplörre verseucht, und jetzt sollte ich noch meine Gebärmutter hergeben? Bei einer gefährlichen Operation?

Es war genug für diesen Tag. Die Ärztinnen schlugen mir vor, morgen erneut den hCG-Wert zu bestimmen. Sie würden sich Gedanken über die weitere Vorgehensweise machen, und morgen würden wir dann alles Weitere besprechen.

Ich taumelte aus der Frauenklinik völlig aufgelöst zum Auto. Unterwegs rief ich weinend Norman über die Freisprechanlage an. Zuerst konnte ich ihn nicht erreichen. Ich schrie vor mich hin: »Geh ran, geh ran!« Endlich, nach dem vierten oder fünften Versuch, hörte ich seine Stimme. Ich versuchte, ihm alles zu erklären, heulte dabei aber unentwegt. Er war so erschrocken über meinen Zustand und ärgerte sich, dass er es nicht doch möglich gemacht hatte, mich zu diesem Termin zu begleiten. Er sprach mit mir den ganzen Weg bis nach Hause und erinnerte mich immer wieder daran, mich auf den Verkehr und die Straße zu konzentrieren. Ich verfuhr mich trotz Navi und brauchte doppelt so lang, bis ich zu Hause war, wo ich mich sofort in mein Bett verkroch. Jona würde bald aus der Schule kommen. Bis dahin mussten meine Tränen getrocknet sein.

Am nächsten Tag kam Norman mit zum Gespräch in die Frauenklinik. Die Professorin schlug vor, einen weiteren Spritzenzyklus mit MTX zu wagen, und zwar ohne Pause. Normalerweise pausiert man zwischen zwei Zyklen. Dafür sollte ich stationär aufgenommen werden. So konnte man mich besser beobachten oder aber auch eingreifen, falls plötzlich starke Blutungen auftreten sollten. Da das Team meinen Fall kennen würde, wäre es im schlimmsten Fall auf eine Not-OP vorbereitet.

Ich konnte dem Gespräch viel besser folgen als am Vortag. Mit Norman an meiner Seite fühlte ich mich gestützt und nicht

mehr so allein und hilflos. Eine weitere Runde Giftplörre verabreicht zu bekommen, würde natürlich nicht das Highlight
meines einwöchigen Aufenthalts in der Klinik werden, aber ich
hatte nicht wirklich eine andere Wahl.

Nun klopfte sogar mein altes Ich mit ein bisschen Kampf-
geist an: Ich würde das jetzt durchziehen und diesen Albtraum
schnellstmöglich beenden.

Wieder zu Hause, packte ich sogleich eine Tasche für die
Klinik. Dann ging ich in den Keller und holte den Karton mit
der Weihnachtsdeko raus. Den ersten Advent würde ich im
Krankenhaus verbringen, aber Norman und Jona sollten es wenigstens ein bisschen weihnachtlich haben. Wie immer hielten
mich die Gedanken an Jona aufrecht. Ich wollte nicht, dass sie
unter meiner Situation leiden musste, und etwas Schönes für
sie herzurichten, riss mich aus dem Strudel meiner negativen
Gedanken. Gemeinsam besorgten wir am Nachmittag noch
einen Adventskranz, bevor wir mit ihr besprachen, warum ihre
Mama so plötzlich ins Krankenhaus musste.

Natürlich konnten wir ihr nicht die Wahrheit sagen. Die
zurückliegenden Ereignisse waren schon für uns schwer zu verstehen, wie sollte da eine Siebenjährige mitkommen? So entschieden wir uns, eine Notlüge zu erfinden. Ich hatte schon länger Probleme am Nacken, das hatte auch Jona mitbekommen.
Wir erklärten ihr, dass ich deswegen ins Krankenhaus müsse.
»Die reparieren das da. Das dauert eine Woche, und dann
komme ich wieder nach Hause.«

Jona war wenig erfreut: »Aber dann bist du gar nicht da,
wenn wir die erste Kerze anmachen.«

Ich schluckte: »Nein. Leider nicht. Aber wir haben uns überlegt, Oma und Opa aus Berlin einzuladen. Die machen das

dann mit dir. Und die Oma Vera, die fährt mit dir bestimmt mal zum Spielzeugladen. Dann sucht ihr alles für den Wunschzettel zusammen. Der Weihnachtsmann braucht den bald.«

Jona traten Tränen in die Augen: »Aber ich will das mit dir machen!«

Ich musste mich zusammennehmen, um nicht auch noch in Tränen auszubrechen. »Na, wir backen Kekse, wenn ich wieder aus dem Krankenhaus komme! Nur für den Wunschzettel ist es dann ein bisschen spät. Das wäre doch ärgerlich, wenn es keine Geschenke geben würde, oder?«

Damit konnte ich Jona überzeugen. Norman versprach ihr auch, dass sie mich in der Woche ganz oft besuchen würden.

Als Jona an diesem Abend eingeschlafen war, saß ich in der Küche und blickte auf den Adventskranz. So hatte ich mir die Vorweihnachtszeit nicht vorgestellt. Das erste Mal, dass ich nicht jeden Tag zum Drehen ins Studio musste. Ich hatte gehofft, die Zeit genießen zu können und im Bestfall natürlich schwanger zu sein. Schwanger in der Adventszeit. Es war so eine romantisch schöne Vorstellung. Ein gutes Gefühl. Träumte ich gerade tatsächlich immer noch von einer Schwangerschaft?

»Mach dir keine Sorgen, Kleene! Wir kriegen das hier alles hin, und du konzentrierst dich nur auf dich.« Norman setzte sich zu mir, und ich erzählte ihm, worüber ich gerade nachdachte.

»Ja, das wäre schön. Vielleicht darf es so eine Adventszeit irgendwann doch noch mal geben«, überlegte er.

»Ja, vielleicht«, erwiderte ich traurig. »Vielleicht aber auch nicht. Was, wenn ich am Schluss meine Gebärmutter verliere? Dann ist es vorbei. Dann kann ich keine Kinder mehr bekommen. Ich fasse das manchmal immer noch nicht, was hier gerade passiert. Warum hat sich dieses dumme Ding in meine Kaiserschnittnarbe verschwommen?«

»Ich weiß nicht, vielleicht wegen meiner Genen«, versuchte Norman zu scherzen. »Jeschi, der Chaot.«

Ich blickte ihn traurig lächelnd an: »Ja, da könnte was dran sein. Und von mir hat es wahrscheinlich die Hartnäckigkeit mitbekommen und sich so festgezeckt, dass ich es gerade nicht loswerde.«

Norman nahm mich in seine Arme: »Kleene, es tut mir so leid, was du gerade alles durchmachen musst. Ich würde dir das gern alles abnehmen. Ich bin immer für dich da und stehe hinter jeder Entscheidung. Du musst das alles nicht jetzt gleich entscheiden. Aber wenn alles gut geht und du es nach dieser Narbenschwangerschaft noch mal probieren möchtest mit dem Schwangerwerden, dann werde ich dich unterstützen. Und wenn du sagst, du willst nicht mehr, dann ist das auch okay. Hab dich lieb, Kleene.«

Ich küsste ihn dankbar: »Ich dich auch. Es klingt vielleicht komisch, aber als ich mir eben vorgestellt habe, in der Advents-zeit mit einem Krümel schwanger zu sein, der aus unserer Liebe entstanden ist, dann hat sich das wieder so richtig an-gefühlt. Das jetzt gerade fühlt sich so falsch an. Ich denke immer noch, dass es eigentlich nicht unmöglich sein müsste, obwohl mir schon so viel Negatives widerfahren ist. Komisch, oder?« Ich lehnte den Kopf an Normans Schulter. »Weißt du, ich glaube, wenn meine Gebärmutter da bleibt, wo sie hin-gehört, dann werde ich kämpfen, bis das letzte Ei gesprungen ist. Das hier wird dann nicht alles umsonst gewesen sein. So schnell zwingt mich das Schicksal nicht in die Knie. Aufgeben ist keine Option.« Mit diesen Worten stand ich auf und packte meine Kliniktasche fertig.

Einen Tag später stand ich wieder in der Privatambulanz und ließ mir meine Akte aushändigen, um mich damit in der Frauenklinik anmelden zu können. Norman hatte mich nach Düsseldorf gefahren, war aber gleich zurück nach Köln, wegen Jona. Er wollte am Nachmittag mit ihr vorbeikommen. Am Vortag hatte man noch mal Blut abgenommen. Meine Arme sahen mittlerweile ganz schön lädiert aus.

Wie ist der hCG-Wert?, fragte ich mich. Weiter gestiegen? Diesmal war kein Zettel an die Akte geheftet, aber einer lag lose innen drin. Sollte ich einen Blick wagen? An der Station der Frauenklinik angekommen, musste ich einen Moment warten. Der letzte hCG-Wert, den ich kannte, hatte bei 1.546 gelegen. Mutig, aber mit leicht zittrigen Händen klappte ich den Deckel meiner Akte auf. Ich sah einen Laborzettel mit Blutwerten. Wo aber war der hCG-Wert? Ich entdeckte ihn zwischen allen anderen Zahlen recht schnell, denn er war unterstrichen. 1.390. Er war ein wenig gesunken, stagnierte. Das erste Mal! Endlich. Die Tatsache machte mir für den zweiten Spritzenzyklus etwas Mut. Ein kleines Licht am Ende des Tunnels.

Als ich meine Krankenhausbleibe bezogen hatte, kam eine nette junge Ärztin, um mir einen Zugang zu legen. Über den Zugang konnte eine Infusion gegeben werden oder auch im Notfall eine schnelle Narkoseeinleitung stattfinden. Sie klärte mich sehr einfühlsam über alles auf: »Methotrexat kennen Sie ja durch den ersten Spritzenzyklus, der Ihnen ambulant verabreicht wurde.«

Ich nickte.

Während die Ärztin den Zugang fixierte, sprach sie unbedarft weiter: »Es kommt gleich jemand, um Ihnen die Spritze zu geben, ich darf das derzeit nicht ...« Sie stockte, und ich bemerkte, wie sie leicht errötete.

Ich schaute auf ihre Körpermitte und erkannte, dass sich dort bereits ein kleiner Babybauch abzeichnete. Tapfer blickte ich sie an: »Sie dürfen nicht, weil Sie ein Baby bekommen.«

Sie wurde noch etwas röter.

»Das ist wunderbar, herzlichen Glückwunsch. Das freut mich.«

Es freute mich wirklich. Ich konnte mich das erste Mal seit Langem wieder mit einer Schwangeren freuen. Es tat mir irgendwie gut, eine glückliche Schwangere zu sehen. Das, was ich lang nicht ertragen konnte, stärkte mich plötzlich. Ich erfuhr, dass es ihr erstes Baby war, und erzählte kurz von Jona. Ich spürte auch ihre Erleichterung, denn ihr war die unüberlegte Bemerkung vorhin sichtlich unangenehm gewesen.

Diese Begegnung ließ mich sehr nachdenklich zurück. Warum traf ich genau jetzt eine glückliche schwangere Ärztin? Sollte das ein Zeichen sein, das mir noch einmal verdeutlichte, wofür ich hier kämpfte? Ich denke heute, ja, denn die Woche im Krankenhaus wurde anstrengend. Körperlich und emotional.

Den zweiten Spritzenzyklus spürte ich schon viel heftiger als den ersten. Ich fühlte mich immer kaputter und ausgelaugter. Meine Haut wurde sehr schlecht und pickelig, und ich fiel richtig in mich zusammen. Dunkle Augenringe, eingefallene Wangen. Meine Augen fühlten sich trocken an, waren leicht gerötet und brannten unentwegt. Mit dem Vermerk »Verträgt Chemo nicht so gut« wurde ich mit einem Transporter in die

Augenklinik gefahren. Dort wurde alles gecheckt, und ich bekam Tropfen.

Ich habe ein Video von diesem Tag, das ich für Norman aufgenommen habe: meine exklusive Fahrt mit zwei Sanitätern, die ich meine Chauffeure nannte, zurück zur Frauenklinik. Damals wollte ich alle Widrigkeiten mit Galgenhumor ertragen. Aber wenn ich mir das heute ansehe, sehe ich eine völlig fertige und kränklich aussehende Frau. Trotzdem bin ich stolz darauf, wie ich damals versuchte, das Beste draus zu machen.

Ich freute mich riesig, als Jona zu Besuch kam, und spielte mit ihr mehrere Stunden immer wieder die gleichen Gesellschaftsspiele. Norman brachte mir ein Mini-Weihnachtsgesteck mit einer LED-Kerze mit, damit ich ein bisschen was vom ersten Advent hatte. Außerdem hatte er zu Hause gefilmt, wie sie die erste Kerze am gemeinsam gekauften Kranz anzündeten. So konnte ich wenigstens ein bisschen dabei sein. Ich lächelte und weinte gleichzeitig, als ich mir die verschiedenen Videos anschaute. Ich sehnte mich nach meinem Zuhause und nach meiner Familie.

Nach der zweiten MTX-Spritze erklärte mir die Professorin, dass das hCG kontinuierlich fallen würde. Wenn sich das so fortsetzen würde, könnten wir den dritten Spritzenzyklus ambulant machen.

Dritter Spritzenzyklus? Ambulant? Irgendwie war ich von der Annahme ausgegangen, ich würde das Krankenhaus erst dann verlassen, wenn ich operiert war. Eine dritte Runde Giftplörre hatte ich nicht einkalkuliert. Noch länger diesem Nervenkrieg ausgesetzt sein? Noch mehr meinem Körper schaden?

Die Professorin erklärte mir, dass sie am liebsten operieren würde, sobald die Blutung von der abgestoßenen Fruchthöhle einsetzen würde. Sie erklärte auch, dass die Kaiserschnittnarbe, wenn alles gut laufe, nach zwei bis drei Monaten korrigiert werden könne – falls das Gewebe an der Stelle zu dünn sei. Ich dürfe nach den Spritzen sowieso sechs Monate lang nicht schwanger werden. Das Methotrexat müsse erst komplett im Körper abgebaut sein. Das Medikament könne sonst Fehlbildungen am Ungeborenen verursachen.

In mir drehte sich schon wieder alles. Gefühlt war kein Ende in Sicht. Würde dieser Albtraum irgendwann aufhören? Das alles begleitete mich nun schon mehr als einen Monat. Es fiel mir schwer, in den Schlaf zu kommen; nur wenn ich völlig erschöpft war, kam ich einigermaßen zur Ruhe. Meine Psyche war schon lang angezählt, und ich war kurz vor dem K. o.!

An Nikolaus wurde ich mit der letzten MTX-Gabe des zweiten Spritzenzyklus entlassen. Das hCG war auf 641 gesunken. Operieren wollte man leider noch nicht. Ich war an dem Punkt, dass ich dachte: hopp oder top. Entweder es geht gut und ist zu Ende, oder es geht nicht gut und geht auch zu Ende. Norman holte mich ab, und wir fuhren heim. Es war Donnerstag, am darauffolgenden Montag sollte ich wieder zum Ultraschall und zur Blutabnahme kommen.

Es tat gut, zu Hause zu sein. Ich verbrachte viel Zeit mit Jona, und ich hätte mir fast einreden können, dass jetzt alles vorbei wäre. Allerdings nur fast. Mein Körper fühlte sich weiterhin völlig kaputt an. Die Augen brannten und waren sehr trocken. Auch meine Mundhöhle fühlte sich trocken an, als wäre sie lang nicht mehr gespült worden. Eine Entzündung im Mund sowie ein entzündeter Rückennerv quälten mich. Ich hatte wenig Appetit, das Essen schmeckte nicht wirklich. Mein Gesicht war gezeichnet von Pickeln, Blässe und dunklen Augenringen.

Ich habe damals ein Selfie gemacht, und wenn ich dieses Bild heute betrachte, erschrecke ich. Das Methotrexat hatte ganze Arbeit geleistet. Achtmal hatte ich die Giftplörre gespritzt bekommen, und mein Körper signalisierte deutlich, dass ihm das alles andere als gefiel. Es reichte. Unendlich müde schlief ich sehr viel.

Endlich trat das ein, worauf alle gehofft hatten. Am Samstag, zwei Tage nach der Entlassung, bekam ich leichte Blutungen. Sonntag blutete ich dann ordentlich, und zwar so, dass ich phasenweise auf der Toilette sitzen blieb. Irgendwie fühlte es sich richtig an. Es blutet ab, dachte ich, hoffentlich. Doch Montagfrüh bekam ich starke Krämpfe, und ich blutete so stark, dass ich das Gefühl hatte, es läuft unentwegt. Teilweise war es auch so. Es lief einfach, wie wenn man den Wasserhahn nicht ganz geschlossen hätte.

Das machte mir dann doch etwas Angst. Die unstillbaren Blutungen waren zwar in erster Linie im Zusammenhang mit der OP genannt worden, aber irgendwie spielte mir mein Kopfkino einen Streich. Was, wenn sich da jetzt was unkontrolliert aus der Narbe löste? Deswegen war ich schließlich auch eine Woche im Krankenhaus gewesen – damit im Notfall eingegriffen werden konnte. Ich hatte erst am Nachmittag den Termin in Düsseldorf, wollte aber plötzlich nicht mehr so lang warten.

Wir packten alles Nötige zusammen und fuhren los. Kreidebleich kam ich in Düsseldorf an der Privatambulanz an. Der Kreislauf wollte nicht mehr richtig, sodass man mir sofort einen Rollstuhl organisierte. Meine Beine zitterten, und leichte Panik stieg auf.

Die Schwester, die mich in die Frauenklinik schob, berührte sachte meine Schulter: »Wir haben noch alle Frauen wieder hinbekommen! Das wird schon. Ich fahre Sie direkt zum Ultraschall, und dann schaut die Ärztin. Sie sind hier in guten Händen.« Die Schwester schaffte es, mich mit ihren warmen, zuversichtlichen Worten abzuholen und ein wenig ruhiger werden zu lassen. Sie holte mich aus meiner Panikattacke raus und ließ mich wieder einen halbwegs klaren Gedanken fassen.

Wieder einmal wurde mir Blut abgenommen, um den hCG-Wert zu checken. Dann ging es zum Ultraschall. Die Ärztin warf einen kurzen Blick auf die Situation: »Frau Szewczenko, die Frucht löst sich! Das sieht gut aus!«, sagte sie freudig. Sie zeigte uns die Stelle zwischen Fruchthöhle und Narbe. Man erkannte eine Flüssigkeit, die sich bewegte. Die Ärztin erklärte uns, dass es aktuell blute, weil es sich immer weiter löse.

Norman blickte vom Bildschirm zur Ärztin: »Was denken Sie, was die Chefin sagen wird?«

»Die Professorin wird den aktuellen Prozess beschleunigen wollen und wahrscheinlich operieren. Aber so haben Sie jetzt gute Chancen. Es hat mir sehr leidgetan, als die Professorin Sie über die Gebärmutterentfernung und alle Risiken der Blutungen aufklären musste. Ich habe richtig mitgelitten. Wissen Sie was? Ich hoffe, wir sehen uns eines Tages wieder. Aber dann ganz normal zur Pränataldiagnostik. Ich würde mich freuen, wenn ich das machen dürfte!«

Ich blickte sie dankbar für diese Zukunftsaussichten an und lächelte verhalten: »Ja, das wäre schön. Das wünsche ich mir auch. Aber Sie werden mich dann wieder nur weinend erleben, allerdings sind das dann Freudentränen.«

Sie lächelte, und wir verabschiedeten uns mit dieser Vereinbarung voneinander.

Die Professorin entschied am Nachmittag nach reiflicher Überlegung, dass sie am nächsten Morgen operieren würde. Sie war der Ansicht, dass die sich lösende Frucht nicht mehr viel lockerer werden würde. Gegen eine weitere Gabe MTX entschied sie sich, weil dies eine unkontrollierte Blutung bei der OP wahrscheinlicher machte.

Nachdem das alles geklärt war, wurde ich ein zweites Mal stationär aufgenommen. Eine Schwester kam und klärte mich über den bevorstehenden Eingriff auf. Man würde eine Bauchspiegelung machen, so bekäme ich nur einen Minischnitt am unteren Bauchnabelrand. Der Bauch werde dann aufgeblasen wie ein Ballon, damit der Operateur besser an die zu behandelnde Stelle komme. All diese Erklärungen brachten mich wieder zum Weinen. Ich hatte ein Tränen-Dauerabo abgeschlossen. Vor der Operation hatte ich wahnsinnig Angst. Es war so viel schiefgelaufen in diesem Jahr, wer weiß, wie das jetzt ausgehen würde. Als Ein-Prozent-Fall rechnete ich mittlerweile mit allem.

Ich sollte am Folgetag morgens als Erste operiert werden, und Norman würde vorher nicht da sein können. Also verabschiedeten wir uns am Abend sehr lang, ich wollte ihn gar nicht loslassen. Als er das Krankenzimmer verließ und die Tür ins Schloss fiel, stützte ich mich am Krankenhausbett ab und begann zu schluchzen. Ich hatte Angst, ich fühlte mich allein. Ich wollte einfach nur noch, dass dieser Höllentrip endlich vorbei wäre. Gerade als ich mir mit dem Ärmel über mein tränennasses Gesicht wischte, flog die Tür auf. Herein stürzte Norman, der wortlos auf mich zueilte, um mich noch einmal fest in den Arm zu nehmen. So standen wir da. Ich weinte mich aus, und er sprach mir Mut zu. Ich war nicht allein. Hoffentlich würde alles gut werden.

In den frühen Morgenstunden des nächsten Tages wurde ich geweckt, um mich für die OP umzukleiden. Norman rief mich an, weil Jona mich noch mal sprechen wollte. Es fiel mir so schwer, mich zusammenzureißen. Ich sagte ihr, wie lieb ich sie hätte und dass ich mich auf zu Hause freute. Nach dem Telefonat legte ich meinen Ehering in den Safe. Ich fühlte mich ohne den Ring nackt und verletzlich. Jetzt wurde es ernst: Eine Schwester holte mich ab und rollte mich im Bett durch verschiedene Krankenhausflure Richtung OP-Saal. In einem aus Glas gefertigten Verbindungsgang spiegelte sich mein Ebenbild über mir. Ich sah mich schemenhaft daliegen, in der weißen Krankenhausbettwäsche. Sah mich in meinem OP-Hemd, mit meinem unglücklichen, verweinten Gesicht. Das da war wirklich ich, gefangen in einem real gewordenen Albtraum. Dieser Moment war sehr surreal und ein wenig unheimlich.

Bevor es in den OP ging, standen viele fürsorgliche Menschen um mich herum, die zuversichtlich lächelten und eine professionelle Ruhe ausstrahlten. Natürlich kannten sie mich, und eine traute sich, das anzusprechen. Sie würden sich alle freuen, mich mal kennenzulernen.

Ich lächelte: »Ich freue mich auch, Sie alle kennenzulernen, aber mir wäre es lieber gewesen, wir hätten uns woanders getroffen.« Allgemeines Gelächter.

Dann wurde ich in den OP geschoben. Ich weiß nicht mehr, wie viele Menschen dort herumwuselten, aber es waren einige. Blutkonserven für den Notfall waren vorbereitet, wie ich erfuhr. Ich blickte in das gleißende Licht der OP-Lampe. Es war kalt im Raum, und ich zitterte. Jemand legte behutsam ein warmes Tuch über mich. Der Anästhesist bereitete die Narkose vor und testete den Zugang. Zwei Schwestern sprachen mich an, ich weiß gar nicht mehr genau, worum es ging, aber ich erinnere mich gut, wie ich plötzlich richtig döselig wurde: »Haben Sie mir schon was gegeben?«, frage ich.

Die beiden blickten mich irritiert an: »Warum?«

»Mir ist irgendwie so komisch.«

Sofort fragte eine der zwei Frauen: »Was hat sie bekommen?« Jemand anderer im Raum antwortete, dass ich noch nichts bekommen hätte.

Plötzlich hörte ich neben mir eine andere Schwester: »Hier ist ziemlich viel Blut.«

Ich drehte den Kopf und sah, wie das Blut aus meinem Zugang rauslief, anstatt dass die Infusion hineinlief. Auf dem Boden hatte sich bereits eine Blutlache gebildet. Panisch nahm ich die Situation wahr.

»Auch hier ist alles voll«, hörte ich die Schwester sagen. Sie fühlte an meinem Bein und Po.

In dem Moment spürte ich auch, dass dort alles nass war. Ich bäumte mich auf und rief: »Wie viel Blut habe ich verloren? Wie viel?«

Ich war unter Schock, während alle um mich herum eilig reagierten. Ich sah jemanden das Blut aufwischen, während der Anästhesist erneut am Zugang schraubte. Ich begann zu wimmern und erinnerte mich an die Schwester im Aufklärungsgespräch, die mich einen Pechvogel genannt hatte. Ich, die den Sechser im Lotto gewonnen hatte, nur im negativen Sinn. Was war das jetzt? Sechs Richtige plus Superzahl. War der Super-GAU im OP die Superzahl? Würde ich hier heute noch sterben, ich Pechvogel?

Man versuchte, mich zu beruhigen, während ich immer wieder fragte: »Wie viel? Wie viel?«

»Das ist okay. Das ist weniger, als es aussieht. Sie schlafen jetzt erst mal.« Man setzte mir eine Beatmungsmaske auf die Nase, und ich spürte eine Hand auf meiner Schulter. Jemand spritzte was in den Infusionsschlauch.

In Panik wimmerte ich weiter. Mein Kopfkino setzte ein. Vielleicht wurde der ungeplante Aderlass jetzt vertuscht. So viel Blut schon vor der OP. Nein, nein, nein. Kurz schossen mir noch die Bilder von Jona und Norman durch den Kopf, dann war der Stecker gezogen. Ich war im Nirgendwo angekommen.

Und dann – öffnete ich die Augen. Mein Mund fühlte sich trocken an. Langsam kam ich zu mir. Ich erkannte, noch etwas undeutlich, den Aufwachraum, in dem ich auch vor dem Eingriff schon gewartet hatte. Eine Schwester sprach mich an und fragte, ob ich etwas trinken möchte. Ich nickte. Ganz langsam verstand ich, dass ich noch lebte und alles überstanden war. Jemand anders aus dem OP kam herein und erklärte mir kurz, dass die Operation gut verlaufen sei. Ich hätte es geschafft.

Ich nahm das alles auf, konnte es aber noch gar nicht richtig greifen. Man rollte mich auf die Station zurück, und plötzlich sah ich Norman auf dem Gang, der mir entgegeneilte. Er küsste meine Stirn, nahm meine Hand und begleitete mich neben dem Bett laufend bis in mein Krankenzimmer.

Noch leicht benebelt lächelte ich: »Meine Gebärmutter ist noch da!«

Norman strich mir erleichtert über den Kopf: »Ja, Kleene, es ist vorbei! Du hast es geschafft.«

Am nächsten Tag durfte ich nach Hause. Der hCG-Wert war bereits auf 87 gefallen. Die Professorin hatte die Gebärmutter bei der Operation erhalten können, zudem hatte sie einen winzigen Schnitt in der Kaiserschnittnarbe gemacht, sodass sie höchstwahrscheinlich nicht noch einmal korrigiert werden musste. In einem halben Jahr könnte ich also meinen Kinderwunsch wieder in Angriff nehmen. Das Schicksal hatte entschieden: Mein Kampf sollte schon bald weitergehen dürfen.

HOFFEN UND BANGEN

Wer jetzt denkt, dass ich froh um die Zwangspause nach der Narbenschwangerschaft war, der irrt gewaltig. Ich konnte es kaum abwarten, erneut zu starten. Meine Gebärmutter war noch da, und damit hatte ich eine Mission. Kämpfen, bis das letzte Ei gesprungen ist. Vorher würde ich nicht aufgeben. Woher dieser Wille kam? Das Gefühl, nicht alles bis zum Letzten versucht zu haben, hätte ich einfach nicht ertragen können. Für mich hätte für alle Zeiten dieses »Was wäre, wenn ich weitergekämpft hätte?« im Raum gestanden. Auch in meinem Sport war das schon so gewesen. Alles riskieren, alles geben, kämpfen, auch mit der Möglichkeit, gehörig auf die Schnauze zu fallen, aber eben immer mit dem Wissen, alles versucht zu haben. Nur so hätte ich persönlich abschließen können, wenn sich mein Kinderwunsch nicht erfüllt hätte.

Es ist eine Reise mit offenem Ausgang, das war mir immer bewusst. Eine Kinderwunschbehandlung ist keine Garantie auf ein Kind. Aber wie sagt man so schön: Die Hoffnung stirbt zuletzt. Vermutlich ist das bei allen so, die sich sehnlichst ein Baby wünschen. Künstliche Befruchtungen sind herausfordernd – psychisch wie physisch –, von Fehlgeburten gar nicht erst zu sprechen, deswegen kann ich auch verstehen, wenn man sich irgendwann dazu entscheidet, den Weg nicht weiterzugehen. Das kann eine ebenso starke Entscheidung sein wie die, weiterzumachen. Am besten hört man hier auf sein Bauchgefühl und nicht auf das, was andere denken, meinen oder raten. Ich hatte meine Gebärmutter behalten dürfen, und damit bot mir das Schicksal an, in die nächste Runde zu starten. Ob es vorhatte, mich damit irgendwann schachmatt zu setzen, konnte ich nicht wissen. Zum Glück bin ich da recht robust, und irgendwie wusste ich auch einfach, da geht noch was, das packe ich. Deswegen nahm ich wohl auch die Herausforderung an. Komm, Schicksal, ich stelle mich allem, was du mir entgegenwirfst. Ich hab nichts mehr zu verlieren, schlimmer kann es nicht werden! Dachte ich im Frühling 2019 jedenfalls.

Aber mein Schicksal schien einen Pakt mit dem Teufel geschlossen zu haben. Es hatte sich anscheinend vorgenommen, mich weiter durch die Hölle zu jagen.

Im Mai hatten Norman und ich wieder einen Termin in der UniKiD. Der Frühling, die Sonne und das wärmere Wetter beflügelten mich und ließen die grauen Erinnerungen des Winters langsam verblassen. Ich wollte nach vorn blicken. Alles würde gut werden. Ganz bestimmt.

Der Professor schlug uns einen neuen Fahrplan für den nächsten Versuch vor. Bisher hatten wir die Embryonen immer an Tag drei transferiert. Bei diesem Behandlungszyklus würden wir, wenn alles klappte, erst an Tag fünf transferieren. Schafft es eine befruchtete Eizelle bis zu diesem Tag, spricht man von einer Blastozyste. Ist der Embryo im Blastozystenstadium, folgt als Nächstes die Einnistung. Damit würde dem Embryo auch nicht mehr so viel Zeit bleiben, sich irgendwohin zu verschwimmen. Guter Plan. Wir würden auch beobachten können, ob und wie sich die befruchteten Eizellen über den dritten Tag hinaus weiterentwickelten. Vorausgesetzt, es würde dieses Mal auch wieder Eizellen aus den Follikeln zu ernten geben. Außerdem entschieden wir uns, wie vom Professor empfohlen, nur eine Blastozyste einsetzen zu lassen. Falls es tatsächlich mehrere Blastozysten geben sollte, würden diese kryokonserviert, also eingefroren werden.

Alle Entscheidungen waren getroffen, und es konnte wenige Tage nach dem Gespräch, mit dem ersten Zyklustag, losgehen. Die Spritzen setzte ich routiniert, die Ultraschalluntersuchungen und Blutabnahmen waren mir vertraut, ebenso wie die Eizellenentnahme, die ich erneut ohne Narkose machte.

Ich hatte die letzten Monate kräftig Nahrungsergänzungsmittel nach der Pimp-my-eggs-Methode eingenommen. Zusätzlich nahm ich noch Ovaria-comp.-Globuli für die Reifung der Eizellen. Darüber hinaus hatte ich einige Termine mit einer Osteopathin vereinbart und versuchte es parallel mit Akupunktur. Ich weiß natürlich nicht, ob das alles tatsächlich hilfreich war oder ob ich einfach einen guten Zyklus erwischt hatte, aber es konnten fünf Eizellen gewonnen werden. Die Ärztin, die punktierte, und alle Schwestern freuten sich mit mir. Mein Ein-Prozent-Fall war bekannt, und man wusste, was ich durchgemacht hatte.

Vier von fünf Eizellen ließen sich befruchten, davon schafften es drei, sich zu Blastozysten zu entwickeln. Im Kinderwunschzentrum staunte man nicht schlecht. Drei Blastos auf einen Streich, bei fünf gewonnen Eizellen – das spricht für eine sehr gute Eizellenqualität. Na ja, andererseits, die Aussage, dass bei mir prinzipiell immer alles von guter Qualität sei, kannte ich ja bereits. Alle vier Embryonen, die mir davor eingesetzt worden waren, waren auch eins a gewesen, und die Ärzte und Schwestern hatten auch immer gleichermaßen optimistisch dreingeschaut. Aber am Schluss ist nichts außer Drama daraus entstanden.

Genauso sollte es leider auch weitergehen. Die erste Blastozyste verschwand auf Nimmerwiedersehen in den Tiefen meiner Gebärmutter. Mein Schwangerschaftstest blieb blütenweiß, und die Blutabnahme bestätigte das Ergebnis: negativ.

Nicht schwanger. Die Enttäuschung war groß. Eine wunderschöne Blastozyste von bester Qualität hatte es im Frischversuch nicht geschafft. Ich hatte also plötzlich nur noch zwei weitere Versuche, bevor wir vielleicht wieder mit leeren Händen dastehen würden.

Meine zwei Eisbärchen (so nennen Kiwu-Frauen ihre eingefrorenen Embryonen) schlummerten bei minus 196 Grad in flüssigem Stickstoff und warteten auf ihren Einsatz. Wieder hielt ich an meinem Arbeitstitel für das Kinderwunschprojekt fest. Waren das vielleicht Jade und Otis 3.0?

Ich wollte es so schnell wie möglich herausfinden und direkt im Anschluss an den misslungenen Frischversuch in den Kryozyklus starten. Dafür brauchte ich allerdings ein erneutes Planungsgespräch mit einem Arzt. Wegen bevorstehender Feiertage gab es leider einen Aufnahmestopp für Behandlungsgespräche. Das bedeutete, ich hätte einen weiteren Zyklus lang einfach wieder in der Warteschleife gehangen. Dabei hatte ich das Warten so satt, und ich ärgerte mich. Wäre mir das bewusst gewesen, hätte ich vorsorglich bereits im Vorfeld einen Termin gemacht. Ich erklärte der Schwester am Telefon völlig verzweifelt mein Unwissen, und sie machte es irgendwie möglich, mich bei einer Ärztin zum Planungsgespräch unterzubringen. Ich bedankte mich gefühlt tausendmal. Meine Ungeduld hätte mich sonst in den Wahnsinn getrieben.

Ich wollte weitermachen, schnellstmöglich wissen, ob sich das erste Eisbärchen auftauen lassen würde. Manche Embryonen überleben das leider nicht, aber dann hätte ich ja wenigstens noch die dritte Blastozyste. Im Bestfall bräuchte ich die aber erst später, viel später. Ich hatte mir insgeheim geschworen, keine der Blastos zu verwerfen. Ich hatte allen drei versprochen, jedem eine Chance zu geben. Egal ob wir hinterher vier Kinder haben oder weiterhin mit einem Kind leben würden. Egal ob ich noch durch weitere Fehlgeburten müsste oder nicht. Aber ich würde keine dieser Blastozysten vernichten lassen. Niemals. Dazu waren sie zu kostbar. Die Natur sollte entscheiden, ob sie leben dürften oder nicht – nicht ich.

Ich startete also in den künstlichen Kryozyklus. Um die Gebärmutterschleimhaut aufzubauen und den Eisprung zu unterdrücken, musste ich von Beginn an das Hormon Östradiol einnehmen. Kurz vor dem Transfer bekam ich dann Progesteron, um den Eisprung vorzutäuschen.

Ende Juni war es dann so weit, das Eisbärchen hatte sich am Transfertag problemlos auftauen lassen. Erleichtert legte ich mich zum nun schon vierten Mal für einen Transfer auf den gynäkologischen Stuhl. Dies war der sechste Embryo, der mir eingesetzt wurde. Ich fühlte mich wie ein alter Hase, kannte mittlerweile alle Ärzte und Schwestern genauso gut wie die Abläufe.

Hoffentlich würde alles problemlos klappen. Beim letzten Transfer hatte sich der dünne Katheter nicht gut einführen lassen, und es war nach zwei Versuchen kurz unterbrochen worden. Norman und ich waren damals sprachlos gewesen. Der Arzt sagte zwischenzeitlich, der Katheter bliebe an der Kaiserschnittnarbe hängen. Wieder diese olle Narbe. Bei einem Transfer muss alles recht flott gehen, damit der Embryo nicht kaputtgeht. Bei diesem ersten Kryoversuch hatte ich nicht fassen können, dass das Schicksal sich gleich wieder eine kleine Gemeinheit ausgedacht hatte. Mithilfe einer weiteren Ärztin, die das Ultraschallgerät bediente und von oben Druck auf meinen Unterleib und die gefüllte Blase ausübte, gelang es dann doch noch, die Blastozyste an einer guten Stelle in der Gebärmutter zu platzieren.

All das ging mir durch den Kopf, während ich erneut auf die Prozedur wartete. Doch dieses Mal lief das Einsetzen der Blastozyste zum Glück komplikationslos. Ich begrüßte meinen kleinen Krümel vorsichtig. Auf der Rückfahrt nach Hause erzählte ich ihm, dass schon einige da gewesen waren und dass es sich einfach in Ruhe überlegen solle, ob es ihm bei mir gefällt. Ich würde mich auf jeden Fall freuen.

Die kommenden Tage zogen sich wie Kaugummi. Ich war froh, nicht mehr allzu lang warten zu müssen. Bei einem Blastozysten-Transfer wird schon neun Tage danach Blut für die hCG-Bestimmung abgenommen, da der Embryo beim Einsetzen bereits fünf Tage alt ist. Zwischen dem ersten Transfer und dem jetzigen hatten nur knapp vier Wochen gelegen. Jetzt kamen mir schon vier Tage endlos vor, sodass mir meine Ungeduld eine Woche nach dem Einsetzen befahl, einen Test zu machen.

Ich konnte es kaum fassen: Da war wieder eine zarte zweite Linie zu erkennen! Es war wirklich nur ein Hauch von Strich auf dem Billigtest, aber Strich ist Strich, und der bedeutete SCHWANGER! Ich war bei Transfer plus sieben Tage. In einem natürlichen Zyklus wäre es Eisprung plus zwölf Tage gewesen. Ein weiterer, teurerer Test bestätigte die Schwangerschaft mit einem noch deutlicheren Ergebnis. Ich schickte Norman ein Foto davon, während ich Jona beim Tennistraining zuschaute.

Wir freuten uns verhalten. Hoffentlich würde es sich so richtig festzecken.

Am nächsten Tag machte ich mich mittags auf den Weg, um Jona von der Schule abzuholen. Schnell huschte ich davor aber noch mal auf die Toilette. Eine ganz leichte rosa Schmierblutung klebte am Toilettenpapier und ließ mich erstarren. Nein. Nein. Nein. Es reicht. Ich versuchte, nicht alles gleich schwarzzumalen. Der Test an diesem Morgen war schon etwas deutlicher gewesen als am Tag zuvor. Vielleicht handelte es sich um diese ominöse Einnistungsblutung? Mit versteinerter Miene lief ich kurz darauf Jona entgegen, die mir freudig zuwinkte. Ich hatte das zwar wahrgenommen, winkte aber nicht zurück.

»Mama, was ist? Du guckst, als ob jemand gestorben wäre.« Jonas Worte holten mich zurück aus meinen Gedanken.

»Was? Nein. Ich … habe nur gerade überlegt, ob ich wirklich alles auf die Einkaufsliste geschrieben habe und was ich heute Abend kochen soll. Vielleicht fragen wir gleich einfach Oma und Opa, worauf sie Lust haben.« Wir hatten gerade Besuch von meinen Schwiegereltern aus Berlin, und die Ausrede ging mir glücklicherweise leicht über die Lippen.

Wir entschieden uns alle für einen Möhreneintopf und waren gerade beim Kochen, als das Telefon klingelte und meine Mutter völlig aufgelöst anrief. »Oma hat starke Schmerzen in der Leiste, und da ist ein riesiger Knubbel unter der Haut. Wie ein Golfball. Ich muss gleich zur Nachtschicht und Oma mit Sicherheit ins Krankenhaus!«

Ich schloss die Augen. Jetzt nicht noch so was. Ein mehr als ungünstiger Zeitpunkt für mich. »Mama, ich schicke Klaus schon mal vor, du rufst den Krankenwagen, und ich komme gleich rüber.«

Klaus, mein Schwiegervater, war schon aufgestanden und machte sich auf den Weg.

Ich instruierte meine Schwiegermutter wegen des Eintopfes, beruhigte Jona, die sich sofort Sorgen um ihre Uroma machte, und lief mit Norman, der gerade von der Arbeit kam, los.

Meine Mutter wohnt nur fünf Minuten entfernt von uns, und meine Oma lebte zu diesem Zeitpunkt seit knapp drei Jahren bei ihr. Geistig noch völlig fit, machte ihr der neunzigjährige Körper mittlerweile einen Strich durch die Rechnung, weswegen sie schon länger auf Hilfe angewiesen war. Wir hatten bereits diverse Male den Krankenwagen holen müssen und sorgten uns immer wieder aufs Neue, ob ihre Kräfte ausreichten, um noch mal nach Hause zu kommen. Aber jedes Mal hatte sie sich wieder berappelt und war zurückgekehrt.

In der Notaufnahme des Krankenhauses dauerte es Stunden, bis man sich Oma annahm. Sie bekam zwar etwas gegen die Schmerzen, wimmerte aber unentwegt. Ich kümmerte mich um sie und sprach ihr gut zu. Ich half ihr, als sie sich übergeben musste, und streichelte ihren Kopf.

Unsere Verbindung war schon immer sehr eng gewesen. Als ich klein war, war meine Mutter alleinerziehend und berufstätig. Meine Großeltern unterstützten sie, indem sie sich um mich kümmerten und da waren, wenn sie arbeiten musste. Meine Oma und ich hatten im Leben also schon viel Zeit miteinander verbracht. Ich war ihr das Liebste, und jedes Mal, wenn ich sie besuchte oder zum Helfen kam, leuchteten ihre Augen freudig. Sie war immer stolz auf mich und mit Sicherheit auch mein größter Fan.

Als ich damals mit Jona schwanger wurde, las sie mir das doch tatsächlich von der Nasenspitze ab. Norman und ich hatten sie besucht und zum Essen eingeladen. Sie schaute mich irgendwann lächelnd und fast spitzbübisch an und fragte mich: »Was grinst du denn so? Kriegst du ein Kind?«

Wir hatten nicht vorgehabt, es ihr an diesem Tag zu sagen, aber als sie mich so direkt fragte, konnte ich nicht anders. »Ja!

Ich habe sogar ein Ultraschallbild. Das Herz schlägt, aber es ist noch ganz früh.«

Niemals werde ich vergessen, wie sie freudig die Hände zusammenschlug und gen Himmel schaute: »Ach! Hoffentlich kann ich das noch erleben.«

Das war nun schon neun Jahre her. Während ich in der Notaufnahme ihre Hand hielt, musste ich an diesen Moment denken. Sie wusste um meinen Kinderwunsch und auch, was alles bisher schiefgegangen war. Sollte ich ihr sagen, dass ich schwanger war? Motivierte sie dieses Wissen vielleicht, um zu kämpfen, was immer die Diagnose sein würde? Ich entschied mich erst mal dagegen. Die Zeit in der Notaufnahme schlich dahin, es ziepte und brannte ständig in meinem Unterleib. Das kam mir vertraut vor. Es war wie bei Jona damals. Nur hatte ich damals keine rosa Schmierblutung gehabt. Mehrmals suchte ich deswegen die Toilette auf. Bisher waren keine weiteren Blutungen in Sicht. Norman blickte mich jedes Mal, wenn ich wieder auftauchte, fragend und ein wenig ängstlich an. Ich signalisierte ihm dann, dass ich nicht blutete.

Die doppelte Sorge um meine Schwangerschaft sowie um meine Oma kostete mich an diesem Abend unwahrscheinlich viel Kraft. Weit nach Mitternacht wurde Oma dann endlich operiert. Sie hatte einen Leistenbruch, durch den sich eine Darmschlinge nach außen drückte. Mit neunzig Jahren und einer schweren Herzerkrankung war jede Operation natürlich mit erhöhten Risiken verbunden, und wir hofften inständig, dass alles gut gehen würde. Warum passiert das ausgerechnet jetzt?, fragte ich das Schicksal. Was sollte das? Emotionaler Stress ist nicht unbedingt von Vorteil, wenn man schwanger ist. Was, wenn meine Oma sterben würde? Wenn jetzt das geschehen würde, wovor ich mich seit Jahren fürchtete? Ich versuchte zwar schon seit geraumer Zeit, mich auf den Moment, der früher oder später kommen würde, vorzubereiten, aber jedes Mal, wenn das Telefon klingelte und ich sah, dass meine Mutter anrief, fing mein Herz an zu rasen, weil ich Angst hatte, dass was mit meiner Oma sein könnte.

In dieser Nacht sollte sie aber nicht sterben. Sie überstand die OP überraschend gut, und wir sanken völlig erledigt in den frühen Morgenstunden ins Bett. Ich hatte nicht noch mal geblutet. Drei Stunden später mussten wir schon wieder aufstehen, um zur hCG-Bestimmung nach Düsseldorf zu fahren.

Ich bat um ein kurzes Gespräch mit dem Professor, da ich diese leichte Schmierblutung gehabt hatte: »Ich habe gelesen, dass man Progesteron auch zusätzlich noch spritzen kann. Ich würde das gern machen, wenn nichts dagegenspricht.«

»Es spricht nichts dagegen. Ich kann Ihnen das verschreiben, gebe Ihnen aber auch ganz klar mit auf den Weg, dass dies mehr für die Psyche ist. Ob eine Schwangerschaft halten wird, entscheidet leider nicht allein das Progesteron. Schmierblutungen können viele Ursachen haben. Sie können eine harmlose Begleiterscheinung sein oder leider auch der Anfang eines Aborts.« Der Professor händigte mir das gewünschte Rezept aus. »Leider ist hier Geduld gefragt.«

Zu Hause hatte ich wieder eine Schmierblutung. Diesmal stärker als die erste. Nein! Ich warf mich auf unser Ehebett, drückte das Gesicht in die Kissen und schrie meine Verzweiflung, Wut und Enttäuschung in die Daunen. Alle Schleusen schienen sich plötzlich zu öffnen. Die letzten 24 Stunden waren emotional einfach zu viel gewesen. Schwanger, Hoffnung, Schmierblutung, Oma, kaum Schlaf und wieder eine Schmierblutung.

Norman kam ins Schlafzimmer geeilt, die dumpfen, in die Kissen gebrüllten Schreie hatten ihn erschreckt. Er tröstete mich wieder einmal und hielt mich fest. Erschöpft schlief ich ein, sodass ich die Anrufe der UniKiD verpasste. Niemand hatte mir auf den Anrufbeantworter gesprochen, und so wusste ich am Abend nicht, wie mein hCG-Wert ausgefallen war. Ich ärgerte mich wahnsinnig, andererseits dachte ich, dass es vielleicht auch egal wäre. Früh am nächsten Morgen rief ich dann doch sofort in der UniKiD an.

Mein hCG lag bei 174. Ich bedankte mich und beendete das Telefonat. Ich hatte das Telefon noch nicht zur Seite gelegt, als mir der Gedanke durch den Kopf schoss, ob die Dame jetzt wirklich 174 oder doch nur 74 gesagt hatte. Ich rief sie erneut an und fragte noch mal.

Ich konnte sie förmlich schmunzeln hören: »Nein, Frau Szewczenko, der Wert liegt nicht bei 74, sondern bei 174. Das ist doch schon mal ganz gut!«

Ich bedankte mich dreimal und legte auf. Wieder Hoffnung. Auch meine Testreihe bestätigte einen Anstieg. Die zweite Linie auf dem Billig-Teststreifen war deutlicher zu sehen als die am Tag davor. Das Ganze wiederholte ich auch mit dem teureren Test, der ebenfalls einen deutlicheren Strich als am Vortag anzeigte. Ein klein wenig Optimismus schlich sich ein und zauberte mir ein Lächeln ins Gesicht.

Leider blieb zum Freuen aber nicht lang Zeit. Meine Oma musste erneut operiert werden. Ich fuhr sofort ins Krankenhaus. Da lag sie und freute sich, als sie mich sah. Ich strich ihr über das weiße Haar. Eine Magensonde war gelegt worden, und ein Pflaster fixierte den dünnen Schlauch, der in ihrer Nase verschwand. Oma schaute mich tapfer an. Genauso tapfer blickte ich zurück und sprach ihr Mut zu. Ich zeigte ihr einige aktuelle Fotos auf dem Handy und begleitete sie neben dem Bett herlaufend bis vor den OP-Saal. Hier musste ich mich verabschieden. Ich warf noch mal einen tiefen Blick in ihre freundlichen blauen Augen. »Oma, du weißt, ich kenne noch nicht das Rezept von deinem Kartoffelsalat, und wir haben keine Zeit, es jetzt aufzuschreiben! Du schaffst die OP und sagst mir das dann ein anderes Mal, okay?«

Sie lachte kurz auf, ihre Augen fest auf meine geheftet.

»Ich hab dich lieb«, flüsterte ich.

Oma lächelte dankbar, und schon verschwand das Bett mit ihr Richtung OP.

Ich machte mir Sorgen und spürte, wie es gleichzeitig in meinem Unterleib zog, was mich ebenfalls bekümmerte. Endlich kamen Norman und mein Schwiegervater und lösten mich ab, damit meine Mutter nicht allein sein musste, bis die OP vorbei war. Ich fuhr nach Hause, um mich auszuruhen. Sehr spät am Abend kam dann der erlösende Anruf, dass Oma auch diese OP überstanden hatte. Ich dankte dem Schicksal für seine Gnade. Nun würde sie sich erst mal von allen Strapazen erholen können.

Die Schmierblutungen hörten zwei Tage später auch auf. Alles wird gut, dachte ich immer optimistischer. Die von mir täglich gemachten Schwangerschaftstests wurden deutlicher. Ich hatte schon eine ganze Fotogalerie zusammengestellt und alle Streifen beschriftet. Ich konzentrierte mich einhundert Prozent auf mich, schlief viel, hoffte, bangte, betete und wünschte. Die Anspannung war enorm. Alle Stunde – manchmal auch öfter – lief ich auf die Toilette und schaute nach, ob die Schmierblutung wiedergekehrt war. War sie aber nicht.

Eine Woche nach der ersten hCG-Bestimmung fuhr ich wieder zur Blutabnahme nach Düsseldorf. Mein Wert müsste laut der immer deutlicher ausfallenden Pipitests gestiegen sein, aber ich konnte überhaupt nicht einschätzen, um wie viel. Normalerweise verdoppelt sich das hCG am Anfang einer Schwangerschaft alle zwei Tage. Nach meiner Rechnung müsste ich im Bestfall ungefähr einen Wert von zweitausend haben.

Einen Tag später wartete ich sehnsüchtig auf den Anruf der Kiwu-Klinik. Als das Telefon endlich klingelte, raste mein Herz. Ich nahm ab.

»Hallo, Frau Szewczenko?«, hörte ich eine Schwester fragen.

»Ja, ich bin dran.« Vor lauter Aufregung hatte ich mich nicht einmal mit meinem Namen gemeldet. Nervös lief ich in den Garten raus, wo ich nun stehen blieb.

»Ihr hCG-Wert ist auf 2.575 gestiegen.«

»Was? Wirklich? Das ist ja mehr als erwartet!«, rief ich erleichtert in den Hörer.

Nachdem ich aufgelegt hatte, setzte ich mich an unseren kleinen Pool und ließ die Beine im Wasser baumeln. Sollte es diesmal endlich klappen? Würde sich alles gelohnt haben? Leise murmelte ich vor mich hin: »Ich bin wirklich schwanger!«

Aber wie immer in diesen Jahren war es eine emotionale Achterbahnfahrt. Denn schon am nächsten Tag wurde die kurze Freude über die sich stabilisierende Schwangerschaft erst mal wieder von einer Hiobsbotschaft überschattet. Oma lag auf der Intensivstation, denn ihr war es plötzlich schlechter gegangen. Sofort nachdem ich diese Nachricht erhalten hatte, raste ich los ins Krankenhaus. Als ich dort ankam, bot sich mir ein Bild des Grauens. Oma war an zig Kabel angeschlossen und kaum noch zu erkennen. Ihr ganzes Gesicht war aufgedunsen, die Augen wirkten glubschig und verwirrt. Ihre Hände waren dick geschwollen. Kleine Krusten und trockenes Sekret klebten in ihrem Gesicht. Sie versuchte zu sprechen, aber sie konnte die Zunge nicht kontrollieren. Ihre Nieren funktionierten kaum noch, nachdem sie sehr starke Medikamente bekommen hatte. Was da vor mir lag, erinnerte nur schwach an meine Oma. Ich schluckte schwer und riss mich mit aller Macht zusammen. Da ich mir nicht sicher war, wie viel sie wahrnahm, wollte ich sie auf keinen Fall beunruhigen. Trotzdem bemerkte ich, dass sie unter ihrem Zustand litt. Ich streichelte sie. Wir hatten Schutzkleidung anziehen müssen, und kurz zog ich die medizinische Maske runter, um Oma zu signalisieren, dass ich es war, die da saß. Sie reagierte. Für mich war es kaum ertragbar, sie so zu sehen. Eine Schwester zeigte mir, wie man einen dicken Wattestab befeuchtete und ihr damit durch den Mund strich. Ich übernahm die Aufgabe, obwohl ich mich eigentlich in die Ecke stellen und heulen wollte. Oma ließ alles geschehen und saugte erleichtert an der Watte.

Ich war verzweifelt. Womit könnte ich sie aufmuntern? Ich entschied, dass jetzt der Punkt gekommen war, wo ich von meiner Schwangerschaft erzählen wollte. Und so sagte ich leise: »Oma, ich bin schwanger. Ich bin in der sechsten Schwangerschaftswoche, und es sieht diesmal ganz gut aus!«

Ich meinte, ein leichtes Lächeln wahrgenommen zu haben.

»Jetzt wirst du erst mal wieder gesund und kommst nach Hause. Du willst doch bestimmt dein nächstes Urenkelchen kennenlernen, oder?«

Wieder reagierte sie.

Ich streichelte über ihre Wange. Oma schnaufte und gab für mich menschenfremde Geräusche von sich. Ich ließ mir nicht anmerken, wie erschüttert ich war, hielt ihre Hand und lächelte. Sie war immer für mich da gewesen, nun war es an mir, sie nicht im Stich zu lassen. Ich war in den Tagen davor nicht ins Krankenhaus gefahren, weil ich dachte, sie sei auf dem Weg der Besserung. Ich war mit mir, den Schmierblutungen und der Schwangerschaft beschäftigt gewesen. Schuldgefühle machten sich in mir breit, und mir wurde schwindlig. Seit mehr als zwei Stunden hatte ich neben ihrem Bett gestanden, nichts getrunken, mit einer medizinischen Maske auf der Nase, die mir die Luft zum Atmen nahm. Hinsetzen konnte ich mich nirgends, weil es nicht einmal einen Stuhl gab in diesem Raum. Deshalb verließ ich hektisch das Zimmer, nachdem Oma eingeschlafen war, und zog die Maske aus, um endlich wieder Luft zu bekommen. Meine Mutter hatte derweil um ein Gespräch mit den Ärzten gebeten.

Plötzlich standen die Worte »palliative Betreuung zu Hause« im Raum. Die Ärzte hatten meine Oma aufgegeben. Keiner wollte mehr kämpfen. Aber in diesem Zustand konnte man sie beim besten Willen nicht nach Hause verlegen. Hatte ich nicht richtig zugehört? Vielleicht. Ich konnte nicht mehr folgen. Mir war immer noch schwindlig. Über die Schulter einer Ärztin hinweg sah ich Oma im Intensivzimmer liegen. Mussten wir uns wirklich mit dem Gedanken anfreunden, sie jetzt gehen zu lassen? Jetzt, wo ich gerade schwanger geworden war?

Es war seltsam. Fast zeitgleich mit meinem positiven Test musste Oma als Notfall ins Krankenhaus. Als sich nun die Schwangerschaft zu stabilisieren schien, ging es ihr schlechter, und sie kam auf die Intensivstation. Das wird hier nicht die Einer-kommt-einer-geht-Nummer, dachte ich, als ich an diesem Tag das Krankenhaus verließ. Lass es, liebes Schicksal! Das wäre doch viel zu banal.

Die nächsten Tage waren anstrengend. Zum einen versuchte ich, an mich zu denken und mich zu schonen, um dem noch so zerbrechlichen neuen Leben in mir eine gute Chance zu geben, zum anderen war da aber meine Oma, die ich über alles liebte und die ich natürlich nicht verlieren wollte. Doch dann, am Ende der sechsten Schwangerschaftswoche, gab es einen kleinen Hoffnungsschimmer: Oma wurde auf die normale Station verlegt.

Als wir sie dort besuchten, war sie etwas besser ansprechbar, erkannte uns und schien sich zu freuen, dass wir da waren. Ich fütterte sie mit ein wenig Apfelmus. Norman half mir, sie aufzusetzen, als sie böse husten musste. Ich sagte ihr noch mal, dass ich schwanger sei und nun schon in die siebte Woche rutschte. Sie lächelte. Sprechen konnte sie nicht wirklich. Sie versuchte es, aber es wollte ihr nicht richtig gelingen.

Mir brach die Situation erneut das Herz. Bitte, Oma, nicht jetzt. Du musst wieder gesund werden, dachte ich bei mir. Sie wirkte eingefallen, schwach und zerbrechlich. Zum Abschied küsste ich sie auf die Stirn. Ich merkte, wie es währenddessen in meinem Unterleib brannte und arbeitete.

Ein bisschen blass saß ich auf dem Rückweg nach Hause neben Norman im Auto. »Kleene, du musst jetzt aber auch an dich und das Baby denken. Das würde dir Oma Anni mit Sicherheit auch sagen. Das ist gerade ein bisschen viel. Ungünstiger könnte das alles nicht zusammenfallen ...«

Er seufzte, und ich wusste, wie recht er hatte. Es war emotional eigentlich zu viel. Trotzdem hatte ich immer noch die Hoffnung, dass Oma wieder auf die Füße kommen würde, genauso wie ich an diese junge Schwangerschaft glauben wollte. Ich sah nicht ein, auch nur einen der beiden aufzugeben.

Einen Tag später allerdings verschlechterte sich Omas Zustand rapide. Da es auf der Intensivstation kein freies Bett mehr gab, wurde sie in ein anderes Krankenhaus verlegt. Dort wurden eine Lungenentzündung und eine Blutvergiftung festgestellt. Während man versuchte, die Lungen von Schleim zu befreien, kam es zum Herzstillstand. 15 Minuten später hatten die Ärzte sie zurückgeholt. Meine Mutter entschied, dass bei einem weiteren Herzstillstand keine Reanimation mehr stattfinden sollte. Es war jetzt schon nicht sicher, ob das Gehirn keinen Schaden genommen hatte. Oma wurde ins künstliche Koma gelegt.

Und dann überschlugen sich die Ereignisse. Als ob all das nicht schon reichen würde, bekam ich plötzlich auch noch tierische Zahnschmerzen. Zähne entzünden sich unter der Gabe von Progesteron gern. Da ich zusätzlich zu den Tabletten ja täglich Progesteron spritzte, hatte ich eine Menge davon im Körper. Gleichzeitig zu den Zahnschmerzen und der Sorge um meine Oma bekam ich erneut eine Schmierblutung. Es erschreckte mich nicht so wie die Male zuvor – vielleicht, weil ich einfach versuchte, so gut wie möglich zu funktionieren, vielleicht aber auch deswegen, weil all diese negativen Geschehnisse gar nicht so schnell von meinem Verstand erfasst werden konnten.

Es war ein Sonntag, und ich befand mich am Anfang der siebten Schwangerschaftswoche. »Lass uns in die Uniklinik fahren. Ich will wissen, was es mit der Schmierblutung auf sich hat.«

Norman nickte: »Ja, lass uns das klären, nächste Woche musst du auch noch zum Zahnarzt.«

Bisher hatte ich noch keinen Ultraschall gehabt, nur die Blutabnahmen. Ein Schall war in der UniKiD in Düsseldorf für den kommenden Dienstag geplant. Also in zwei Tagen. Aber an diesem Sonntag konnte ich nicht mehr warten. Musste ich aber. Denn in der Klinik hatte erst mal keiner Zeit. Ich war ja kein Notfall. Eine Schwester gab mir zwischenzeitlich ein Kühlpack für meinen schmerzenden Zahn. Da saß ich mit meinen leichten Schmierblutungen, den Zahnschmerzen und dem tapferen Norman, der fürsorglich meine Hand hielt. Normalerweise reden wir beide immer recht viel, auch in schwierigen Momenten. Aber ich erinnere mich, dass wir beide sehr schweigsam waren. Was würden wir gleich auf dem Ultraschall zu sehen bekommen?

Das saßen wir nun und warteten, als plötzlich in die Stille hinein mein Handy klingelte. Mama. Ich ahnte nichts Gutes.

»Tanja, ich will dich nicht beunruhigen, aber es steht nicht gut um Oma. Die Ärzte können nicht mehr viel tun. Sie ist nicht mehr im künstlichen Koma, wacht aber auch nicht auf.«

»Ja, okay. Verstehe.« Ich konnte wenig sagen und schloss kurz die Augen. Hier war nicht der richtige Ort zum Heulen. Ich hatte damit gerechnet, aber hören wollte ich es nicht. Deswegen reichte ich Norman den Hörer und signalisierte ihm, er solle das Gespräch für mich zu Ende führen. Ich hörte, wie er meine Mutter tröstete, während er mich im Auge behielt, um zu sehen, wie ich emotional zurechtkam.

Eine kleine Resthoffnung blieb, auch wenn ich innerlich begann, mich von Oma zu verabschieden. Ich schaute aus dem Fenster, die Sonne war gerade dabei unterzugehen. Mir fielen plötzlich unendlich viele Momente mit Oma ein, und ich schwelgte beseelt in diesen Erinnerungen. Für einen Moment ging es mir gut.

Meine Gedanken wurden von einer Ärztin unterbrochen, die endlich Zeit hatte, mich zu untersuchen. Ziemlich emotionslos nahm sie alles, was ich erklärte, zur Kenntnis und begann parallel mit der Untersuchung. Auf dem Ultraschall konnte ich eine Fruchthöhle mit Inhalt erkennen.

»Wir haben hier einen knapp einen Zentimeter großen Embryo mit positiver Herzaktivität.«

Das war eine großartige Nachricht, auch Norman freute sich.

»Es lebt!«

Ich konnte es kaum fassen.

Die Schmierblutungen konnte sich die Ärztin allerdings auch nicht erklären. Die kämen halt vor, hieß es.

Also schöpfte ich wieder Hoffnung und versuchte, den Umstand der leichten Blutung zu akzeptieren. Es kommt vor, es ist okay. Da ist ein Embryo mit einem Herzschlag. Alles wird gut. Ganz bestimmt.

EINER KOMMT, EINER GEHT

Am nächsten Tag saß ich erst mal mit meinen Zahnschmerzen beim Arzt. Er würde den Zahn aufmachen müssen. Das sah verdächtig nach einer entzündeten Wurzel aus. Muss das jetzt auch noch sein, liebes Schicksal? Ist das dein Ernst? Ich hasste Zahnbehandlungen, und in meinem Zustand machte ich mir natürlich übermäßig Sorgen.

Jona hatte mir einen kleinen Zettel mitgegeben. Darauf hatte sie in typischer Zweitklässler-Schrift geschrieben: »Fil gluk für dich unt bäbi.« Wir hatten ihr kurz zuvor gesagt, dass ich schwanger bin. Sie war mittlerweile acht Jahre alt und wusste, dass wir versuchten, ein Geschwisterchen für sie zu bekommen. Auch wie ein Baby entsteht, wusste sie. Also zumindest, dass Mama und Papa sich dafür sehr lieb haben müssen. Das Wort »Sex« kannte sie aus der Schule, allerdings hatten wir ihr nicht bis ins Detail von unseren Problemen und der Kinderwunsch-behandlung erzählt. Das hätte sie überfordert. Auch das Thema Fortpflanzung war für sie in diesem Alter noch nicht selbst-verständlich, wir wollten sie behutsam aufklären. Jona fand es sehr eklig, was Erwachsene so machen mussten, um ein Baby zu bekommen, erklärte mir aber einmal im Supermarkt ganz unbekümmert: »Mama, wenn du und Papa ein Baby haben wollt, dann müsst ihr ganz viel Sex machen.« Dabei klatschte sie die Hände aneinander.

Ich wurde rot bis unter die Haarwurzel und schaute mich verstohlen um. »Alles klar, Jona, werde ich Papa noch mal dran erinnern.«

Zufrieden drehte sie sich um und widmete sich wieder dem Einkauf.

Wahrscheinlich war sie in der Annahme, dass wir uns ihren Rat zu Herzen genommen hatten, als wir ihr von der Schwangerschaft erzählten und ihr erklärten, warum es Mama gerade nicht so gut ging. Bei mir hatte zusätzlich auch noch die schwangerschaftsbedingte Übelkeit eingesetzt. Die Tage bestanden aus Schlafen, Ausruhen und Übelkeit überstehen. Ich konnte teilweise nur gewisse Sachen essen. Rohe Möhren und ungetoasteten Vollkorntoast mit Scheibletten-Käse.

Jona war das natürlich aufgefallen. Sie war nun zu groß, um ihr noch irgendwas vormachen zu können. Eine Achtjährige versteht schon sehr gut, was um sie herum vor sich geht, deshalb wollten wir das Kinderwunschthema nicht länger vor ihr verheimlichen. Bis jetzt hatten wir immer versucht, all unsere Probleme und Sorgen in Verbindung mit dem unerfüllten Kinderwunsch von Jona fernzuhalten. Jona stand nach wie vor an erster Stelle für uns – obwohl wir uns sehnlichst ein zweites Kind wünschten. Uns war bewusst, wie viel Glück wir hatten, dieses tolle Mädchen bekommen zu haben. Ein Wunder, das vielen anderen nicht vergönnt ist. Das Leben mit Jona gab uns in diesen schwierigen Jahren unglaublich viel Kraft. Wir hatten uns also entschieden, sie aufzuklären und ihr wesentliche Zusammenhänge auf kindgerechte Art zu vermitteln.

Und so erzählte ich ihr eines Tages vorsorglich davon, dass ich schwanger war, dass die Natur aber manchmal aussortieren müsse. »Es gibt einen Bauplan für ein Baby, und manchmal verbaut sich die Natur, dann muss sie noch mal von vorn anfangen. Das, was sie angefangen hat, muss weg, weil es eine Fehlkonstruktion war. Das passiert. Leider.«

»So wie wenn ich mit den Bauklötzen den Turm falsch baue und der dann deswegen umfällt?«, fragte Jona unbekümmert.

Ich nickte. »Ja, genau so. Bei dir hat die Natur damals alles mehr als richtig zusammengebaut!« Ich küsste sie auf die Stirn.

Wir hatten noch viele weitere Gespräche in Bezug auf meine Schwangerschaft, und ich versuchte, Jona immer alles ehrlich, aber altersgemäß zu erläutern. Das war definitiv eine gute Entscheidung. Auch in Anbetracht dessen, was da noch kommen sollte.

Aber zunächst musste ich die Zahnbehandlung hinter mich bringen, was ich auch tapfer tat. Ob die Schmerzen und die Behandlung eher kontraproduktiv waren, darüber wollte ich nicht nachdenken und verdrängte es. Eine Wurzelbehandlung in der Schwangerschaft. Super Idee, Schicksal, hast du noch mehr Gemeinheiten auf Lager?

Erst mal nicht. Beim Ultraschall im Kinderwunschzentrum bestätigte der Arzt die intakte Schwangerschaft. Das Herz schlug kräftig, und wir durften es sogar hören. Das war Musik in meinen Ohren. Ich lag da und starrte auf den Monitor. Da wächst unser Baby. Das kleine Eisbärchen hatte sich festgezeckt, Schmierblutung, Stress und Zahnschmerzen überstanden. Das kleine Ding war zäh. Diesmal würde alles gut werden.

Auch Jona freute sich, als wir ihr erzählten, dass das Herz des minikleinen Babys kräftig schlagen würde.

»Und wird das jetzt ein Junge oder ein Mädchen?«

»Das wissen wir nicht«, antwortete ich.

»Ich hätte gern eine Schwester. Dann kann ich ihr später die Nägel lackieren.«

Ich lachte. Das erste Mal seit Langem, dass ich richtig lachte.

Trotz der Beschwerden war ich wieder etwas besser gelaunt, versuchte, mich vorsichtig über das Baby zu freuen und gleichzeitig die Tatsache zu akzeptieren, dass Oma sterben würde. Noch am Tag des Ultraschalls besuchte ich sie auf der Intensivstation. Ich wollte in Ruhe Abschied nehmen und nicht im letzten Moment überstürzt angehastet kommen. Friedlich lag sie da, atmete eigenständig. Ob sie etwas wahrnahm? Mich hörte, wie ich leise mit ihr sprach?

Ich streichelte ihre Hände und massierte die Handflächen. Sanft strich ich ihr übers Haar. Dann atmete ich tief durch und sammelte mich. Um ihr all das zu sagen, was ich noch sagen wollte – und wenn sie bloß meine Gefühle wahrnehmen würde, wäre es auch okay. »Oma, dem Baby geht es gut, das Herz schlägt schon. Ich hab dich so lieb, ich wünsche mir so sehr, dass du bei uns bleibst. Aber ich verstehe es, wenn du gehen möchtest. Du darfst loslassen. Es ist okay.«

Ich hielt inne und wünschte, sie würde eine Reaktion zeigen. Die Augen öffnen, meine Hand drücken, irgendetwas.

Aber sie reagierte nicht mehr. Sie war da, aber irgendwie auch nicht mehr. Das schmerzte. Mir wurde langsam bewusst, dass ich wohl nie wieder in ihre leuchtend blauen Augen schauen würde.

Ein bisschen saß ich noch da und streichelte ihre Hand. Dann war es Zeit zu gehen. Vielleicht würde ich sie noch einmal besuchen können, vielleicht auch nicht. Ich würde kommen, so oft es ging, aber es war nun gut, so wie es war. Ein letztes Mal hatte ich mit Oma ganz in Ruhe sprechen können.

Mein spontaner, aus einem Bauchgefühl heraus entstandener Abschied war die richtige Entscheidung gewesen, denn in den zwei kommenden Tagen schlug die Übelkeit massiv zu, und an einen Besuch im Krankenhaus war nicht zu denken. Ich lag fast durchgehend auf dem Sofa, mit rohen Möhren in der Hand. Die schienen zu helfen. Es war Ende Juli, und die Hitze in diesen Tagen setzte mir ebenfalls zu.

Am zweiten Abend kam der Anruf meiner Mutter: Es sei nur noch eine Frage der Zeit, bis Oma sterben würde. Es sehe nicht gut aus.

Ich schaute Norman an: »Sie stirbt morgen, an meinem Geburtstag.«

Erschrocken schaute er mich an, während ich selbst innerlich über das gerade Gesagte stolperte. Hatte ich das wirklich ausgesprochen? Irritiert von meinen eigenen Worten, ergriff ich die Flucht auf die Terrasse, um dort tief durchzuatmen.

Es war ein sehr warmer Sommerabend. Norman zündete Kerzen an, Jona planschte mit ihrer besten Freundin Cleo im Pool, und die Atmosphäre hätte schöner nicht sein können. Auch Cleos Mama Katja kam rüber, sie hatte uns in der letzten Zeit sehr zur Seite gestanden. »Deine Oma geht, und das Baby wird bleiben«, sagte sie. Mehr nicht. Es genügte, dass sie da war.

Still saßen wir alle beieinander und beobachteten unsere Mädchen im Pool. Ach, Oma ...

Am Vormittag meines 42. Geburtstags fuhr meine Mutter ein letztes Mal ins Krankenhaus. Wir entschieden, dass ich nicht mitfahren würde. Zum Schutz des Babys. Das hätte Oma sicher nicht anders gewollt. Ich setzte mich stattdessen an den Pool und ließ meine Beine ins Wasser gleiten. Die Sonne strahlte vom Himmel. Kein Wölkchen war zu sehen. Es war ein wundervoller Morgen. Ich wünschte Oma ganz leise eine gute letzte Reise. Der Wind raschelte durch unseren Kirschlorbeer, und es war, als holte er meine Botschaft ab, um sie zu ihr zu tragen. Kurz danach klingelte das Telefon. Meine Mutter rief aus dem Krankenhaus an. Ich wusste, was sie sagen würde: »Oma ist gerade gestorben.«

Ich hörte mich schluchzen. Als ich aufgelegt hatte, rollte ich mich auf unserer Sonnenliege zusammen, hielt schützend die Hand auf meinen Bauch und weinte bitterlich. »Du hättest dir wahrscheinlich keinen schöneren Tag zum Sterben aussuchen können, Oma.«

Genau 42 Jahre warst du an meiner Seite, und nun hast du deinen Platz geräumt. Das alte Sprichwort hatte doch einen wahren Kern: Einer kommt, einer geht.

In mir herrschte das totale Chaos. Ich hatte Angst vor der Beerdigung. Zudem haderte ich nun doch damit, ob es richtig gewesen war, dass ich nicht noch mal ins Krankenhaus gefahren bin. Sie ist ganz allein gestorben. Hatte ich sie im Stich gelassen? Ich spürte eine große Leere in mir. Hunderte von Erinnerungen aus meiner Kindheit ploppten gleichzeitig vor meinem inneren Auge auf, während ich versuchte, die Emotionen unter Kontrolle zu halten.

Ich war überzeugt, dass das Baby meine Gemütslage spürte. Was hatte das kleine Wesen nun schon alles wegstecken müssen. Ich streichelte meinen Bauch und murmelte: »Es gibt hier draußen auch ganz viel Schönes. Versprochen. Ich werde auch nicht ständig weinen. Im Gegenteil. Ich kann sogar ganz lustig sein! Hat deine Schwester Jona mal gesagt. Und wenn man sich die Zähne immer gut putzt, bleiben einem ganz bestimmt auch so olle Zahnschmerzen erspart. Die Mama hat da als Kind manchmal geschummelt. Ich freu mich auf dich, und ich habe dich ganz doll lieb.«

DANKE, DASS DU DA WARST

Wenige Tage später hatte ich, noch vor Omas Beerdigung, den ersten Termin bei meinem regulären Frauenarzt Dr. Küppers. Aus dem Kinderwunschzentrum war ich entlassen worden, weil mit der positiven Herzaktivität des Embryos nun eine intakte Schwangerschaft vorlag. Ich war am Anfang der achten SSW. Natürlich hatte ich Angst vor der Untersuchung. Würde das Herz weiterhin schlagen? War das Baby zeitgerecht entwickelt? Würde überhaupt alles einfach mal gut sein?

Ja. Dr. Küppers war zufrieden. Der Embryo war für die Schwangerschaftswoche ein wenig klein, aber das musste nichts heißen. Das Herz schlug kräftig, und alles sah auf dem Ultraschall völlig unauffällig aus. Ich bekam endlich meinen Mutterpass. Wie eine Trophäe trug ich ihn aus der Praxis. Meine offizielle Bestätigung, dass ich werdende Mama war. Meine Fahrkarte zum Glück, mein Schwangeren-Ausweis.

Ich hatte so gekämpft für diese Schwangerschaft, und das Schicksal hatte mir immer wieder Steine, ja sogar Felsbrocken in den Weg geworfen. Aber ich hatte ihm die Stirn geboten. Hatte ich gewonnen? War es mir nun wieder besser gesinnt? Durfte jetzt endlich mal alles gut werden?

Es sah ganz danach aus. Ein Zahnarzttermin folgte noch, und das Kapitel Wurzelbehandlung in der Frühschwangerschaft war auch erfolgreich abgeschlossen. Endlich.

Nicht ganz so einfach war dagegen die wenige Tage später stattfindende Beerdigung. Kurz hatte ich darüber nachgedacht, nicht hinzugehen. Vielleicht würde das alles zu emotional sein. Schon das Treffen im Vorfeld mit dem Pfarrer war für mich eine Herausforderung. Er schlug vor, dass meine Mutter vielleicht etwas schreiben und in der Kirche vortragen könnte. Sie schaute mich etwas hilflos an.

»Okay, ich kann das machen«, sagte ich – wusste ich doch, dass das Mamas Kräfte übersteigen würde.

War das clever? Ich weiß es nicht. Aber ich hatte das Gefühl, dass ich es Oma schuldig war. Ich schrieb eine kleine Rede und saß wenige Tage später mit meiner Familie in der Kirche des kleinen Dorffriedhofs. Meine schwarze Hose war schon etwas eng, was allerdings den Vorteil hatte, dass mich der spannende Bauch während der Trauerfeier daran erinnerte, an meine Schwangerschaft zu denken. Ich hoffte, dass es emotional nicht zu schlimm werden würde.

Als ich aber vorn neben dem Altar stand, um meinen Text vorzutragen, wurde mir schwindlig, und meine Beine zitterten. Ich versuchte, die Stimme unter Kontrolle zu halten, genauso wie den Rest meines Körpers. Ich hatte das Gefühl, mir würde vor Schmerz das Herz herausspringen. Mein Puls beschleunigte sich, als wäre ich kilometerweit gesprintet. Ich weiß beim besten Willen nicht, wie ich es geschafft habe, alles vorzulesen, ohne dabei einfach ohnmächtig zu werden. Wackelig setzte ich mich danach wieder zu meiner Familie und nahm Jona in den Arm.

Unentwegt rollten die Tränen, egal ob wir gerade beteten oder sangen. Dann war der Moment gekommen, Oma zu Grabe zu tragen. Wir liefen durch den schmalen Gang Richtung Ausgang direkt hinter dem Sarg. Ich stützte meine weinende Mutter links und hielt meine schluchzende Tochter rechts, während ich mein Ungeborenes unter dem Herzen trug, das ich ebenfalls zu schützen versuchte.

Plötzlich war ich aber nicht mehr fähig, irgendeine Emotion zu kontrollieren. Der Schmerz überrollte mich und war allgegenwärtig. Ich blickte in die Gesichter der Verwandten um uns herum. Tränen, Taschentücher und betretene Gesichter. Meine Tränen rannen unkontrolliert über das Gesicht.

Am Grab bedankte ich mich still für alles und bat Oma tonlos, auf uns achtzugeben. Norman hatte einen Brief geschrieben, den er in das Grab warf. Ich weiß, dass er meine Oma ebenfalls bat, auf seine Mädels aufzupassen.

Als ich mich an diesem Abend auszog und die Trauerkleidung ablegte, ließ ich mich auf einen Hocker fallen und hörte mich selbst sagen »Das war zu viel«.

Am nächsten Morgen hatte ich wieder eine stärkere Schmierblutung. Ich war entsetzt, rief noch auf der Toilette nach Norman und zeigte ihm, was ich auf dem Toilettenpapier hatte. Sprechen konnte ich kaum, weil ich sofort anfing zu zittern. Er rief umgehend Dr. Küppers an und vereinbarte, dass wir sofort vorbeikommen könnten.

Auf dem Weg nach Düsseldorf ging mir immer wieder der Aberglaube durch den Kopf, der besagt, dass man als Schwangere nicht auf eine Beerdigung gehen sollte, weil der Verstorbene das ungeborene Leben mit sich reißen könnte. Ich bekam es mit der Angst zu tun. Erinnerte mich, was ich spontan aus einem Gefühl heraus am Vorabend nach der Beerdigung gesagt hatte: »Das war zu viel.«

Hatte das Schicksal mir schon vorab eine Botschaft geschickt?

Der Moment auf dem gynäkologischen Stuhl kurz vor der Untersuchung war furchtbar. Gleich würde ich wissen, ob die recht starke Schmierblutung ein Hinweis auf eine Fehlgeburt war.

Dr. Küppers begrüßte uns kurz und griff sofort zum Ultraschallstab. Ich starrte auf den Monitor. Da waren die Fruchthöhle und das Baby. Es bewegte sich, und ich erkannte sogar den Herzschlag. Erleichtert atmete ich aus. Norman strich sich über das Gesicht, er war ganz rot vor Aufregung.

Wirklich viel gewachsen war es in den letzten Tagen nicht, aber ansonsten war alles okay.

Ich war in der zehnten SSW. Bald würden zumindest die ersten kritischen zwölf Wochen vorbei sein. Endlich.

Wieder zu Hause, fiel die Anspannung ein wenig von mir ab. Als ich kurz allein im Bad war, konnte ich spüren, wie erleichtert ich nach dem Arztbesuch war. Jona kam zu mir, damit ich ihr einen Zopf flechten konnte. Ich beobachtete sie über den Spiegel. Sie war ruhig und in Gedanken versunken. »Denkst du an die Uroma?«, fragte ich.

Sie schüttelte den Kopf. Irgendwas bedrückte sie, aber sie konnte oder wollte nicht so recht mit der Sprache rausrücken.

»Es ist völlig okay, wenn du traurig bist. Ich bin auch traurig. Ich vermisse die Uroma. Wenn du magst, können wir …«

»Das ist es nicht, Mama. Es ist wegen des Babys.«

Ich schaute Jona irritiert an. Sie wusste, dass wir beim Frauenarzt gewesen waren und dass alles in Ordnung war. »Der Doktor war zuversichtlich, und das kleine Herz von deinem Geschwisterchen schlägt kräftig«, erklärte ich ihr noch einmal.

Betreten schaute sie weg.

»Jona, was ist los?« Ich hatte ihren Zopf fertig geflochten.

Während sie das Badezimmer plötzlich hastig verließ, hörte ich sie sagen: »Ich glaube, das wird nichts mit dem Baby.«

Ich erstarrte, und mir lief ein Schauer den Rücken hinunter. Ich schaute in den leeren Flur, wo Jona gerade verschwunden war. Hatte sie das wirklich gesagt? Warum hatte sie das gesagt?

Jona ist ein sehr feinfühliger Mensch. Es musste so sehr auf ihrer Seele gebrannt haben, dass sie das Bedürfnis verspürte, mit mir zu sprechen. Einen schlechten Scherz hätte sie sich mit diesem Thema nicht erlaubt. Wie paralysiert starrte ich immer noch in den Flur. Lass sie sich bitte täuschen. Vielleicht war das jetzt mit Omas Tod emotional einfach zu viel gewesen, und sie suchte nach einem Ventil.

Ich überlegte, ob es gut wäre, wenn wir als Familie etwas unternehmen würden, was uns ein wenig auf andere Gedanken bringt. Spontan entschlossen wir uns, in den Urlaub zu fahren. Wir wollten zum Gardasee und dann noch weiter nach Jesolo an die Adria. Abschalten und alles, was geschehen war, erst mal hinter uns lassen. Mir war auch nicht mehr so übel wie in den letzten drei Wochen, sodass ich richtig Lust auf diesen Urlaub verspürte.

Aber bevor wir losfuhren, wurde ich noch mit dem Geburtstag meiner Oma konfrontiert. Es war das erste Mal, dass wir ihn nicht mehr feierten. Am frühen Abend ging ich eine Runde spazieren, um meine Gedanken ihr und den schönen Momenten, die wir gemeinsam erlebt hatten, zu widmen. Happy Birthday, Oma. Ein milder Sommerregen kam auf und benetzte mein Gesicht, während die untergehende Sonne im Westen alles um mich herum in ein warmes orangefarbenes Licht tauchte. Das Feld, an dem ich entlangspazierte, leuchtete regennass im Sonnenlicht, und die hohen Gräser bewegten sich sachte im Wind. Als ich in die andere Richtung schaute, erblickte ich einen riesigen, in allen Spektralfarben strahlenden Regenbogen. Er schien direkt vor mir aus der Erde zu entspringen, und ich lief geradewegs darauf zu. Ich zückte das Handy, um diesen Moment für die Ewigkeit festzuhalten. »Gute Reise, Oma«, sagte ich leise.

Als ich weiter auf den Regenbogen zu spazierte, nahm ich plötzlich und ganz blass einen zweiten wahr. Zwei Regenbögen übereinander, die in der spirituellen Welt den Neubeginn symbolisieren.

Ich strich behutsam über meinen Bauch und freute mich auf das Baby. Was für ein magischer Moment! Jedes Ende bedeutet auch einen neuen Anfang.

Ja, alles würde gut werden, das musste es einfach. Mit der frisch gewonnenen Zuversicht fuhr ich wenige Tage später Richtung Süden. Der Urlaub tat uns allen gut. Wir genossen die wundervolle Landschaft rund um den Gardasee und ließen die Seele baumeln. Ein letztes Mal die Dreisamkeit auskosten, die wir vor allem in den letzten Jahren ganz besonders wertgeschätzt hatten. Bald würden wir aber endlich zu viert sein. Wie würde unser nächster Urlaub aussehen? Wie würde das Leben zu viert werden? Meine Vorfreude auf die nahe Zukunft wuchs täglich, genau wie mein kleines Bäuchlein. Ich weiß noch, wie ich ganz beseelt in den Spiegel blickend ein Selfie im Bikini machte. Eine Hand ruhte behutsam auf der leichten Wölbung meines Bauches. Hinter mir stand Jona und schaute ebenfalls lächelnd ihre schwangere Mama an. Das war der Tag, als die zwölf Schwangerschaftswochen geschafft waren.

Ein kleiner Meilenstein. Ich war glücklich.

Nach zehn wundervollen Tagen ging es mit dem Auto wieder Richtung Heimat. Wir hatten eine Übernachtung für die Rückreise eingeplant. Die kleine Pension war gemütlich, trotzdem träumte ich schlecht in dieser Nacht. Wie ein Vorbote schlich sich ein Drama in meine Träume. Es ging um mein Baby. Irgendwas stimmte nicht. Ich schreckte aus dem Schlaf hoch und hörte noch eine Stimme nachhallen: »Dein Baby ist tot.« Ich stolperte auf die Toilette. Keine Blutung. Alles ruhig. Ich drückte meine Brüste. Die waren anders, weicher. Aber alles in Ordnung.

Was war das gerade gewesen? Langsam wurde ich immer klarer im Kopf. In zwei Tagen sollte die Pränataluntersuchung stattfinden, wahrscheinlich machte mir das unterbewusst Angst. War ich mittlerweile schon eine Meisterin im Schwarzmalen? In Träumen verarbeitet der Mensch seine Ängste, Sorgen und Nöte, überlegte ich. Den Gedanken, dass ich schon oft im Leben etwas geträumt hatte, was dann auch so geschehen war, schob ich mit aller Gewalt zur Seite.

Die Sommerferien waren vorbei, und während Jona ihren ersten Schultag absolvierte, fuhren wir nach Düsseldorf in die Frauenklinik zur Pränataldiagnostik. Ich hatte einen Termin bei der Ärztin, die mich bei der Narbenschwangerschaft betreut hatte. Sie hatte mir ja damals gesagt, dass sie sich wünschen würde, eines Tages diese Untersuchung bei mir machen zu dürfen. Damit hatte sie mir unwahrscheinlich viel Mut und Hoffnung geschenkt. Die Verabredung, die wir damals für die Zukunft geschlossen hatten, durfte an diesem Tag Realität werden. Die Oberärztin begegnete mir bereits im Krankenhausflur. Allerdings mit Krücken. »Ich habe mir einen Bänderriss zugezogen. Aber ich wollte es mir nicht nehmen lassen, die Untersuchung durchzuführen. Schließlich haben wir das ja damals so vereinbart.«

Ich lächelte nervös: »Stimmt.« Als ich den Raum betrat, in dem ich neun Monate zuvor durch die Hölle gegangen war, stach mir sofort der leere Stuhl ins Auge, auf dem ich damals tränenüberströmt gesessen hatte. Ich erinnerte mich an die Worte der Professorin: »Hätten Sie keinen Kinderwunsch mehr, würden wir die Hysterektomie in Betracht ziehen … Im Notfall müssen wir die Gebärmutter entfernen, um Sie zu retten … Schwangerschaftsgewebe ist wie ein Tumor. Es ist bereits tief in die Narbe hineingewachsen …« Es war, als stünden diese Sätze alle noch in diesem Raum und hätten nur darauf gewartet, mir aufzulauern. Ich erinnerte mich an die Ängste, die ich wegen möglicher unstillbarer Blutungen durchlebt und wie kaputt ich mich damals von der mir injizierten Giftplörre gefühlt hatte. Kurz musste ich mich schütteln, um mich zu sammeln, um in der Realität anzukommen. Meine Nervosität stieg ins Unermessliche, als ich mich auf die Liege legte. Norman setzte sich neben mich. Vor uns an der Wand war der große Monitor, auf dem wir hoffentlich gleich unser putzmunteres Baby zu sehen bekommen sollten.

»Dann schauen wir mal«, sagte die Ärztin zuversichtlich.

Zunächst wurde ein Ultraschall über den Bauch durchgeführt. Auf dem Monitor konnte ich den Fötus erkennen. Allerdings sah dieser nicht so aus wie bei Jonas Pränataldiagnostik damals. Das erkannte ich sofort. Die Ärztin brach den Schall abrupt ab und meinte, sie würde gern über die Vagina einen Schall machen. Allein ihr Gesichtsausdruck machte deutlich, dass etwas nicht stimmte. Hektisch suchte ich Normans Blick. Meine Gedanken kamen gar nicht so schnell mit.

Wieder war der Fötus auf dem Monitor zu sehen. Die Ärztin schüttelte den Kopf: »Es tut mir leid, Frau Szewczenko. Der Fötus ist zu klein und zeigt keine Herzaktivität.«

Für einen Moment blieb die Welt stehen. Ich starrte sie an. Eine weitere Sekunde später hatte mein Verstand begriffen, was das bedeutete. Ich schnellte aus der liegenden Position hoch und hörte mich selbst, wie ich zu schreien begann. Norman hielt mich fest, während ich immer wieder die gleichen Sätze wiederholte: »Hol mich raus. Hol mich aus diesem Albtraum raus. Nein. Das ist nicht wahr.«

Ich schrie, schluchzte und zitterte. Ich hatte das Gefühl, den Verstand zu verlieren. Das war endgültig zu viel.

Norman war völlig hilflos. »Kleene, bleib hier. Wir brauchen dich. Ganz ruhig.«

Er hielt meinen Kopf zwischen seinen Händen, und ich begann, um mich zu hauen. Wie von Sinnen schlug ich Normans Hände weg. Irgendwann bekam er mich zu packen und hielt mich mit sanfter Gewalt fest. Ich gab auf und sackte in mich zusammen.

Ich wimmerte und weinte, vergrub mein Gesicht in Normans Brust und wiederholte, diesmal in einem Flüsterton, immer wieder den gleichen Satz: »Bitte mach, dass das nicht wahr ist. Bitte mach, dass das nicht wahr ist.«

Norman streichelte meinen Rücken und versuchte, mich zu beruhigen.

Ich hörte ihn mit der Ärztin sprechen: »Sie hat ihre Oma, zu der sie eine sehr enge Bindung hatte, vor einem Monat verloren. Außerdem lief es von Anfang an nicht rund mit der Schwangerschaft. Wir hatten jetzt gehofft, dass alles gut wird. Auch nach der Narbenschwangerschaft. Es sah in den letzten zwei Wochen nicht danach aus, dass irgendwas nicht stimmt. Im Gegenteil ...«

Ich hörte das alles wie aus weiter Ferne, während ich selbst mich gleichzeitig immer weiter zu entfernen schien. Es war, als flüchtete meine Seele. Regungslos lag ich in Normans Arm, wo ich mich am liebsten einfach in Nichts aufgelöst hätte. Ich wollte diesen allgegenwärtigen Schmerz nicht mehr spüren.

Nach ein paar Minuten fing die Ärztin an, behutsam zu erklären, wie es jetzt weitergehen würde: »Es tut mir sehr leid, Frau Szewczenko. Wenn Sie möchten und sich dafür bereit fühlen, kann ich versuchen, dass Sie heute noch operiert werden. Sie müssen den Fötus auch nicht selbst gebären. Das geht noch über eine Ausschabung.«

Ich schlang die Arme um meine Mitte. Zu mehr war ich nicht fähig. Ich antwortete nicht, schaute niemanden an. Ich sehnte mich nach einer anderen Wirklichkeit und hoffte nur, aus diesem Albtraum aufzuwachen. Aber nichts passierte.

Die Ärztin sah, dass ich am Ende war, also schlug sie vor: »Herr Szewczenko-Jeschke, ich denke, es wäre gut, wenn Ihre Frau psychologischen Beistand bekäme. Ich könnte dafür sorgen, dass sie mit einer Seelsorgerin oder Psychologin sprechen kann. Was meinen Sie?«

Da ich das alles nur am Rande mitbekam, sprach Norman mich noch einmal an: »Kleene, da kommt gleich jemand, mit dem du reden kannst. Ich fahre jetzt nach Köln wegen Jona. Ich komme dann sofort wieder, okay?«

Ich nickte abwesend, folgte genauso abwesend einer Schwester in einen anderen Raum und setzte mich. Kurz darauf ging die Tür auf, und eine Dame kam herein, die mir seelischen Beistand leisten sollte. Anfangs ließ ich sie reden und blieb stumm wie ein trotziges Kind. Was sollte mir das helfen? Mein Baby würde nicht mehr zurückkommen. Ich hatte alles verloren. Meine Oma und mein Baby. Einer kommt, einer geht. Ein Sprichwort für die Tonne. Niemand hatte recht. Ich hörte immer wieder die Worte meiner Nachbarin Katja: »Deine Oma geht, aber dein Baby wird bleiben.«

»Mein Baby wollte nicht bleiben«, das war der erste Satz, den ich über die Lippen bekam. Die Dame nickte. Ich war wieder zurück aus der Zwischenwelt, in der ich mich befunden hatte. Das Gespräch tat unwahrscheinlich gut. Auch wenn ich unseren Austausch gar nicht mehr so wirklich zusammenbekomme, kann ich sagen, dass ich mich abgeholt fühlte. Die richtigen Worte sind Medizin für eine verletzte Seele. Mit jedem Satz lichtete sich ganz langsam der Nebel in meinem Kopf. Der Schmerz umhüllte mich, aber ich fühlte mich nicht mehr so gelähmt.

Auch wenn ich mich nicht wirklich daran erinnere, was die Psychologin mit mir gesprochen hat, weiß ich, wie gut es war, dass ich das Hilfsangebot angenommen habe. Schließlich hatte ich bis dahin schon sehr viel Belastendes durchgemacht, ohne mir je Hilfe zu holen. Wenn ein Kind im Bauch stirbt, dann ist das heftig – so heftig, dass es einen in eine Depression treiben kann. Insbesondere, wenn man bereits mehrere Fehlgeburten hinter sich hat, ist es kaum möglich, das ohne Narben auf der Seele einfach wegzustecken. Egal wie man mit der Trauer und dem Verlust umgeht: Man sollte sich nie scheuen, Hilfe anzunehmen. Denn es geht hier um existenzielle Erfahrungen, die selbst den stabilsten Menschen in seelische Not bringen können.

Natürlich kann man nicht erwarten, dass nach einem Psychologen-Gespräch alles wieder gut ist – so war es auch bei mir nicht. Eine Fehlgeburt zieht einen Trauerprozess nach sich, der bei der einen Frau ruhiger und bei der anderen heftiger verläuft. Und all das ist in Ordnung.

Und so waren auch meine Wut und meine Trauer nicht von einem Moment auf den anderen wie weggeblasen, aber ich konnte zumindest weitermachen. Irgendwie. Denn es musste ja noch eine Ausschabung vorgenommen werden.

Nachdem ich mit der Psychologin gesprochen hatte, bekam ich noch einen kurzen Moment für mich allein. Dann betrat eine Schwester den Raum und sagte mir, dass ich mich gleich schon für die OP umziehen könne. Ich nickte. Es war Zeit, sich von meinem Baby zu verabschieden. »Danke, dass du da warst. Mama liebt dich.«

Als ich nach der Ausschabung in das Krankenzimmer gerollt wurde, warteten dort Norman und Jona auf mich. Jona legte sich sofort zu mir, und ich hielt sie fest. Ich vergrub meine Nase in ihrem Haar und roch ihren wunderbaren Duft. Mein Kind. Mein größter Schatz. Norman gab mir einen Kuss auf die Stirn. Ich begann zu weinen. Wie froh war ich um meine Familie! Wie dankbar für meine Tochter!

GLÜCK IM UNGLÜCK

Viele Wochen später habe ich mir den OP-Bericht durchgelesen. Einfach um mir selbst beim Verarbeiten zu helfen. Man hatte Probleme gehabt, die Fruchtblase zu zerstechen. Für die 14. SSW war viel Fruchtwasser vorhanden gewesen. Außerdem konnten die Ärzte bei der OP feststellen, dass der Fötus vermutlich noch nicht lang tot gewesen war. Der Zeitraum passte irrerweise zu meinem Albtraum. Das Schicksal hatte mir also wirklich eine Vorschau gewährt.

In den Wochen nach dem Verlust des Babys fühle ich mich leer. Ich besuchte meine Oma einige Male auf dem Friedhof und nutzte die Zeit, um meinen Gefühlen freien Lauf zu lassen. Für Jona versuchte ich, einen normalen Alltag zu leben. Sie gab mir den Halt weiterzumachen.

Ein Eisbärchen hatte ich noch. Das würde ich irgendwann abholen. Aber erst mal wollte und musste ich meinem Körper Zeit geben. Der hCG-Wert sank trotz der Ausschabung nur sehr langsam. Wöchentlich fuhr ich zur Kontrolle nach Düsseldorf. Nach vier Wochen lag das hCG immer noch bei neunzig. Eine junge Ärztin machte einen routinemäßigen Ultraschall der Gebärmutter. Auf dem Monitor entdeckte sie, dass die Gebärmutter noch sehr hell reflektierte, was auf Gewebereste der Schwangerschaft hindeutete. Gemeinsam mit der hinzugezogenen Professorin wurde entschieden, erst einmal abzuwarten und nicht unbedingt sofort noch mal zu operieren. Ich persönlich wollte dieses Kapitel einfach nur noch beendet haben. Genau einen Monat nach der Fehlgeburt setzte eine Blutung ein. Endlich. Vielleicht würden die Reste nun mit ausgeschwemmt werden. Die periodenstarke Blutung hörte wieder auf, aber ich hatte immer noch einen hCG-Wert von 37. Okay. Also vielleicht noch eine Woche, und der Spuk würde endlich vorbei sein.

Ich sollte mit dieser Überlegung einhundert Prozent recht behalten. Aber ganz anders als gedacht.

Genau eine Woche später, es war früher Abend, und Jona war noch beim Hip-Hop-Training, rief meine Mutter an, und wir unterhielten uns, während ich nebenbei begann, das Abendessen vorzubereiten. Wir quatschten weiter, als ich zum Auto ging, weil ich noch kurz was im Supermarkt besorgen wollte, um danach Jona abzuholen. Wir waren so intensiv im Gespräch, dass ich im Auto vor der Haustür saß, ohne loszufahren. Plötzlich spürte ich einen kleinen Schwall warmer Flüssigkeit zwischen den Beinen. Irritiert schaute ich auf meine Jeans. Was war das? Blutete ich?

Geistesgegenwärtig öffnete ich mit einer Hand den Hosenknopf und fasste mir kurz zwischen die Beine.

Erschrocken sah ich, dass meine Hand voller Blut war, gleichzeitig merkte ich, dass da noch mehr kam. Ich hatte keine Schmerzen.

Völlig irritiert und mit leichter Panik in der Stimme sagte ich: »Mama! Ich blute. Ich blute stark.«

Hastig stieg ich aus und spürte, wie es weiterlief.

Meine Mutter verstand sofort, wo ich blutete: »Ich bin sofort da.« Sie legte auf.

Da sie nicht weit weg wohnt, wusste ich, dass sie in fünf bis zehn Minuten da sein würde. Was sollte ich jetzt machen? Ins Haus? Ich verlor weiter Blut und griff mir erneut zwischen die Beine. Alles war nass. Meine Atmung beschleunigte sich. Panisch drehte ich mich um und nahm das Telefon vom Beifahrersitz. Am Lenkrad und an der Autotür war bereits alles blutverschmiert, also versuchte ich, nicht noch mehr anzufassen. Aus einem Gefühl heraus rannte ich die wenigen Meter auf die Straße, um zu meiner Nachbarin Katja zu gelangen. Ich schrie im Laufen schon ihren Namen, als ich plötzlich merkte, wie sich ein weiterer, aber diesmal riesiger Schwall an warmem Blut in meine Jeans ergoss. Als hätte man spontan einen Eimer mit Flüssigkeit umgedreht. Ich spürte in meiner locker sitzenden Baggy-Jeans das Blut bis zu den Kniekehlen hinunter rinnen.

Eine unbeschreibliche Angst machte sich in mir breit, ich begann, panisch um Hilfe zu schreien, und lief die wenigen Schritte bis zu unserem Grundstück zurück. Nach Luft ringend, schien mir mein Herz aus der Brust zu springen und überschlug sich förmlich. Was sollte ich tun? Leg dich hin, schoss es mir durch den Kopf. Bloß nicht stehend ohnmächtig werden! Was passierte hier? Intuitiv ließ ich mich auf den Boden fallen und saß in unserer Einfahrt. Hektisch streifte ich die Schuhe ab und riss an meiner Jeans rum. Wenige Sekunden später schaffte ich es, mich von der blutgetränkten Hose zu befreien. Zwischen meinen Beinen quoll weiter Blut hervor. Ich verblute, dachte ich. Vielleicht ist die Gebärmutter gerissen oder perforiert? Irgendwas geplatzt? Ich drückte meine Hände fest in den Schritt, aber das Blut suchte sich weiter seinen Weg. Ich spürte, wie es in meinen Armen und Fingern kribbelte, wie ich zitterte und mein Herz raste. Ich schrie weiter um Hilfe.

Mein Smartphone lag neben mir, aber ich war nicht fähig, den Notruf zu wählen. Mir fielen nicht mal die drei Zahlen 112 ein. Noch einmal schrie ich um Hilfe. Ich werde hier verbluten, dachte ich wieder. Ich legte mich flach hin, in der Hoffnung, ich könnte damit die Blutung verringern. Mein Puls raste, und ich war sehr kurzatmig. Hilflos und ängstlich blickte ich in den bewölkten Himmel. War das heute der Tag, an dem ich sterben musste? Jetzt hier? Ich wollte plötzlich keine Angst mehr haben, wollte mich mit dem Gedanken beruhigen, dass es dann auch gleich vorbei sein würde. Kurz dachte ich an Jona und dass ich sie wohl nicht mehr wiedersehen würde. Ich hob leicht den Kopf und blickte an meinem Körper entlang in meinen Schoß. Die Ärmel des grauen Filzmantels, den ich an diesem Tag trug, leuchteten purpurrot, während der Stoff weiter das austretende Blut aufsaugte. Auch unter meinem Po konnte ich das Blut auf den Pflastersteinen sehen. Meine Gedanken rasten. Warum muss ich jetzt so sterben, Schicksal? Ist das dein finaler Schlag? Willst du mir das wirklich antun? Danach hast auch du nichts mehr zu tun!

Aus dem Augenwinkel sah ich ein Auto vorbeifahren und hob reflexartig den Arm. Es war eine Nachbarin, die nur wenige Häuser weiter wohnte. Sie hatte mich gesehen und hielt an. Dahinter kam meine direkte Nachbarin Beate ebenfalls mit dem Auto angefahren. Auch sie erfasste die Situation sofort. Es war, als hätte man mir diese beiden Frauen wie Schutzengel gesendet.

Plötzlich war ich nicht mehr allein. Zwei vertraute Gesichter, die sich rasch um mich kümmerten. Beate stürmte los und besorgte ein Kissen und eine Decke, während die andere Nachbarin bei mir blieb, um herauszufinden, wie es um mich bestellt war. Sie sprach sanft mit mir, allerdings konnte ich nicht mehr antworten, so geschockt war ich. Sie erklärte mir auch, dass Beate einen Krankenwagen rufen und Norman benachrichtigen würde.

Meine Mutter stand auf einmal neben mir. Erschrocken schaute sie mich an. Sah das ganze Blut überall und stammelte irgendwas zu einer weiteren Nachbarin, die ebenfalls dazugestoßen war.

»Ich habe Durst, ich habe ganz furchtbaren Durst«, röchelte ich.

Mein Körper reagierte mit plötzlich auftretendem starken Durst, weil der Organismus das verlorene Blut zunächst durch Wasser aus dem Gewebe ersetzt hatte. Mein Mund klebte förmlich, und ich wiederholte immer wieder: »Wasser, Wasser. Ich brauche Wasser. Bitte. Schnell.«

Meine Mutter sammelte das auf dem Boden liegende Handy ein und eilte mit einer der Nachbarinnen ins Haus, um Wasser zu besorgen. Ich hörte sie immer wieder sagen: »Überall Blut, es ist einfach überall Blut!«

Ich konnte nicht mehr viel denken oder wahrnehmen, aber in diesem Moment wurde mir klar, dass ich immer noch nicht bewusstlos oder tot war, und ich schöpfte ein wenig Hoffnung, dieses Drama doch noch zu überleben. Also rief ich: »Ich brauche bestimmt Blut! Ich bin Blutgruppe null positiv. Null positiv. Die sollen das mitbringen.«

Ich sah nicht ein, dass ich an zu wenig Blut in meinem Körper sterben sollte. Ich wollte leben. Mit all meiner Kraft wiederholte ich diesen Satz mehrfach. »Ich will leben. Ich brauche Blut, ich will leben.«

Endlich bekam ich mein Glas Wasser, das mir eine der Nachbarinnen reichte. Gierig trank ich. Die Flüssigkeit lief mir an den Mundwinkeln teilweise wieder heraus, weil ich das Glas im Liegen völlig unkoordiniert angesetzt hatte. Trotzdem tat jeder Schluck, der meine Kehle hinunterrann, unbeschreiblich gut.

Das Wasser weckte meine Lebensgeister, es füllte den Flüssigkeitsspeicher wieder auf.

Ich war weiterhin sehr kurzatmig, und jetzt wurde mir bewusst, dass ich dringend Hilfe brauchte. Sofort. Wo blieb der Krankenwagen?

Beate kniete sich neben mich.

»Ich habe Angst«, hörte ich mich sagen.

»Ich weiß«, sagte sie, »der Krankenwagen ist gleich da.« Beate strich mir behutsam über den Kopf.

Mir stiegen Tränen der Furcht in die Augen. Wie viel mehr Blut konnte ich noch verlieren, bevor es zu spät war?

Die andere Nachbarin versuchte ebenfalls, mich zu beruhigen. »Ich hatte das bei einer Fehlgeburt auch. Ich bin im Bad umgekippt. Ich habe so schlimm geblutet ...«

»Meine Fehlgeburt ist sechs Wochen her. Die Ausschabung. Ich weiß nicht, was da blutet«, antwortete ich.

Schockiert schaute sie mich an. In der Ferne hörten wir das Martinshorn. Endlich, der Krankenwagen.

Die Sanitäter sprangen aus dem Wagen, und ich rief ihnen sofort entgegen, dass ich Blut bräuchte. Ich weiß gar nicht mehr genau, was sie alles machten, es ging alles so schnell. Erstversorgung. Infusion. Puls. Ein dickes Tuch wurde zwischen meine Beine gepackt, und plötzlich lag ich auf der Trage und wurde in den Krankenwagen geschoben.

»Jona!«, rief ich plötzlich. »Jona ist beim Hip-Hop. Sie wartet darauf, dass ich sie abhole.«

Beate rief mir zu, dass sie sich darum kümmern, sie abholen und mit zu sich nehmen würde. Meine Mutter wollte sofort zum Krankenhaus fahren, um bei mir zu sein. Ich hörte das Martinshorn aufheulen und erlebte die erste Fahrt in einem

Krankenwagen als Notfall. Mein Puls raste weiter, und die Angst war allgegenwärtig.

Der Sanitäter versicherte mir, dass meine Vitalwerte noch okay seien. »Wir sind gleich im Krankenhaus, dort wissen sie Bescheid, alles ist vorbereitet.«

Beide Sanitäter waren unwahrscheinlich mitfühlend. Der zweite meinte: »Ich kenne übrigens Ihre Oma. Ich habe sie schon mal mit dem Rettungswagen abgeholt.«

»Sie ist leider Ende Juli gestorben.«

Betreten schaute er mich an: »Das tut mir sehr leid.«

Wieder merkte ich, wie ein Schwall Blut abging und mein Körper leicht zu zittern begann.

»Ich verliere weiter Blut, ich habe Angst. Könnten Sie meine Hand halten?«

Ich spürte, wie der Sanitäter meine Hand griff. »Klar.«

Mit leichtem Druck hielt ich mich an der seinen fest, als könnte ich so mein Leben festhalten. Er lächelte aufmunternd. Ich war so dankbar. Wie gut das in diesem Moment tat, kann ich kaum beschreiben.

Im Krankenhaus wurde ich für die Erstuntersuchung in einen Raum gebracht. Kaum lag ich dort, eilten hintereinander meine Mutter und Norman herein. Wie froh ich war, meinen Mann zu sehen! Er küsste mich auf die Stirn. Ich begann zu weinen. Ich hatte wirklich gedacht, ich würde ihn nie wiedersehen.

Die Krankenschwestern schälten mich aus dem blutdurchtränkten Filzmantel, den ich immer noch trug – er sah furchtbar aus. Auch die Liege, von der ich auf den Untersuchungsstuhl umgebettet wurde, war voller Blut. Die herbeigeeilte Ärztin stellte ein Behältnis unter den gynäkologischen Stuhl.

Sie untersuchte mich und beförderte weitere große Stücke von geronnenem Blut heraus. Ich musste bereits mehr als einen Liter verloren haben und hatte wahnsinniges Glück, dass die Blutung von allein stagnierte. Bald fand man auch den Grund für all das: Es waren noch Plazentareste oben am Dach der Uterushöhle vorhanden gewesen. Sie hatten sich trotz des Blutsturzes nicht gelöst, und das hatte die nicht aufhören wollende Blutung ausgelöst. Ich sollte sofort in den OP, wo man diese Gewebereste endgültig entfernen wollte.

Ich schloss kurz die Augen. Die dritte OP innerhalb von zehn Monaten. Dann, als ich endlich auf dem OP-Tisch lag, fühlte ich mich völlig erschlagen. Man hatte mir einen Zugang für die Narkose gelegt. Die Ärztin, die mich untersucht hatte, würde mich nun operieren, und ich wollte einfach ins Nirgendwo. Ich war müde. Leer. Die Todesangst wich der Gleichgültigkeit. Ich sah Augen hinter den OP-Masken und hoffte, dass die Ärzte ihre Sache gut machen würden. Jemand setzte mir die Beatmungsmaske auf, und man sagte mir, dass ich gleich schlafen würde. Dann wurde es dunkel.

Als ich erwachte, ging es mir nicht gut. Ganz anders als bei den Operationen davor. Ich konnte meinen Blick kaum fokussieren und lallte vor mich hin. Plötzlich standen Norman und Jona am Bett, und ich schloss mein Kind in die Arme. Ich lebte. Ich würde weiter für Jona da sein können. Das war alles, was zählte. Sie hielt mich ganz fest. Wieder einmal gab mir mein Kind die Kraft weiterzumachen.

Nach einer kurzen Weile verabschiedeten sich die beiden, schließlich brauchte ich Ruhe. Ich hatte Hunger, und gleichzeitig war mir kotzübel. Ich bekam eine Tablette, die ich mir unter die Zunge legen sollte, und gerade noch rechtzeitig wurde mir der Spuckbeutel hingehalten. Erschöpft ließ ich mich in die Kissen fallen. Die OP war geglückt. Die Gebärmutter leer geräumt. Der Albtraum war vorbei.

Meine Nachbarin Beate sagte mir später, dass sie sich ernsthaft Sorgen gemacht hatte, als sie mich gefunden hatte. Als der erlösende Anruf aus dem Krankenhaus kam und Norman ihr mitteilte, dass alles gut gegangen war, hatte sie geweint. Sie war froh gewesen, Jona, die nach wie vor in ihrer Obhut gewesen war, gute Nachrichten übermitteln zu können.

Und Norman berichtete, wie er noch in derselben Nacht alle meine Sachen in der Badewanne ausgewaschen und das Wasser sich dunkelrot gefärbt hatte. Er wollte unbedingt meinen Mantel retten, an dem ich sehr hing. Wahrscheinlich war es ihm auch wichtig, die Spuren dieses fast in einer Tragödie endenden Vorfalles wegzuspülen. Deshalb reinigte er auch die blutbefleckte Einfahrt, in der ich gelegen hatte, noch am frühen Morgen, bevor er mich abholte.

Schon am nächsten Tag durfte ich nach Hause. Als wir reinkamen, sah ich, dass das Gemüse und alle Utensilien, die ich am Vorabend für das Abendessen bereitgelegt hatte, noch genauso in der Küche lagen, wie ich sie verlassen hatte. Ich nahm den Kartoffelschäler in die Hand und machte wortlos da weiter, wo ich aufgehört hatte.

Wir lechzten alle nach Normalität und suchten unsere ganz persönlichen Wege, um mit dem Geschehenen umgehen zu können. Als ich wenige Tage später kurz aus dem Fenster schaute, sah ich wieder einen Regenbogen. »Hallo, Oma, danke, dass du mich beschützt hast«, flüsterte ich.

EINMAL HÖLLE UND ZURÜCK

Die Zeit nach dem Blutsturz war nicht einfach. Ich war traumatisiert. Ein an sich ungefährliches Hämatom in der Gebärmutter verursachte wenige Tage nach der OP erneut Blutungen. Schon bei den ersten Tropfen bekam ich eine Panikattacke und fing an zu zittern. Zweimal fuhr ich vorsichtshalber ins Krankenhaus, obwohl mein Verstand begriffen hatte, dass da nichts mehr in meiner Gebärmutter war, was eine starke Blutung verursachen könnte. Auch in den Folgemonaten hatte ich beim Einsetzen der Periode Panikattacken.

Wie konnte ich nach all diesen Geschehnissen überhaupt weitermachen?

Natürlich haderte ich mit meinem Schicksal, aber offensichtlich habe ich die große Gabe, immer wieder zum Optimismus zurückzufinden. Beziehungsweise für das, was alles gut war, dankbar zu sein. Ich hatte eine tolle Familie, den besten Mann der Welt und ein wunderbares Leben. Vor allem Jona half mir sehr. Natürlich versuchte ich, so weit wie möglich, alles Negative von ihr fernzuhalten. Ich wollte ein glückliches und schönes Leben für sie – und mich darauf zu konzentrieren, gab mir unwahrscheinlich viel Kraft.

Ich tat das, was ich in meinem Leben schon so oft getan hatte: Ich biss die Zähne zusammen und machte weiter, in der Hoffnung, dass sich meine Stimmung irgendwann wieder aufhellen würde. Das soll jetzt kein Ratschlag sein für alle anderen, die eine ähnliche Geschichte haben. Es ist auf jeden Fall richtig und wichtig, sich jederzeit therapeutische Hilfe zu holen, wenn man sie braucht. Denn nicht jeder findet allein aus seinem Loch heraus. Doch mir war das schon so oft gelungen, dass ich auch diesmal auf meine innere Stärke vertraute.

Und genau so war es auch: Wie nach jedem Rückschlag kam auch nun irgendwann der Zeitpunkt, an dem ich zurück ans Licht fand. Ich bin jemand, der sehr viel nachdenkt und Dinge mit sich selbst ausmacht. Das ist anstrengend, aber anscheinend auch heilsam. Ich versuchte, mir vor Augen zu führen, dass ich keine wirklichen Probleme hatte und dass es weitaus schlimmere Schicksalsschläge gibt. Hey, dir hat keiner verkündet, dass du sterbenskrank bist und nur noch sechs Monate zu leben hast, dachte ich häufig. Immer wieder zählte ich innerlich auf, welche guten Dinge mir im Leben widerfahren waren und dass ich mehr Glück hatte als so viele andere. Ich war gesegnet mit dieser tollen Familie – Menschen, die ich liebte und die mich liebten! Allein das war so viel wert. Und ich hatte diesen wunderbaren Körper, der mich bis hierher getragen und so viel ausgehalten hatte. Dafür war ich von ganzem Herzen dankbar.

Diese Gedanken haben mich wieder aufstehen lassen. Was ich bereit war zu riskieren, war zu jedem Zeitpunkt meine Entscheidung gewesen. Natürlich hoffte ich, genauso wie alle anderen Frauen mit Kinderwunsch, dass bei einer eintretenden Schwangerschaft alles gut gehen würde. Aber neues Leben ist eine wahnsinnig komplexe Sache, und es grenzt fast an ein Wunder, wenn es einfach so, unkompliziert und ohne Zwischenfälle entstehen darf.

Aufgeben war weiterhin keine Option für mich. Es hätte mir das Gefühl gegeben, dass alles, was ich bis dato durchgemacht hatte, umsonst gewesen wäre. Mein Bauchgefühl sagte mir immer noch, dass es möglich war! Es sagte mir aber auch, dass was falsch lief und wir nicht auf dem richtigen Weg waren. Das war seltsam. Denn es gab da ja noch ein weiteres Eisbärchen, dem ich versprochen hatte, es abzuholen.

Trotzdem machten wir uns die Entscheidung nicht leicht. Wir führten viele Gespräche darüber, wie wir danach weitermachen würden, falls auch dieser Versuch scheitern würde. An der Stelle wollte ich einfach alles noch mal überdenken.

Was wären überhaupt die Alternativen? Sollte man es mal im Ausland versuchen? Welche Methoden gab es noch? Wie weit sollten wir gehen? Würde zu einem späteren Zeitpunkt vielleicht eine Eizellenspende infrage kommen, wenn meine Eizellen altersbedingt einfach nur noch Schrott wären? Könnte ich damit leben? Die Eizelle einer Fremden? Hätte dann Norman mit einer anonymen Frau ein Kind, und ich wäre nur die Brutstätte dafür? Es gab Leihmütter. Wie funktionierte so was? Holte man das Kind ab wie einen Welpen aus einer Zucht? Wie wäre das in emotionaler Hinsicht? Wie ginge man damit um?

Ich fand all diese Möglichkeiten interessant, konnte aber zu keiner ein Gefühl aufbauen. Irgendwas sagte mir immer wieder, dass es nicht mein Weg wäre. Also schob ich diese Überlegungen noch mal zur Seite und konzentrierte mich auf das verbleibende Eisbärchen.

Es war Oktober, und wir entschieden, mir bis Ende des Jahres eine Pause zu gönnen. Weihnachten stand vor der Tür, und ich wollte nicht wieder die Adventszeit gefährden. Vielleicht war ja doch was dran an dem Spruch »Neues Jahr, neues Glück!«.

Die nächsten Monate taten gut, und unsere kleine Familie kam etwas zur Ruhe. Jona verbrachte ein schönes Weihnachtsfest mit uns, danach machten wir uns auf nach Österreich, um das Jahr 2020 mit einem Urlaub zu begrüßen – im Gepäck die große Hoffnung, dass das neue Jahr unser Jahr werden würde!

Parallel zu meiner knapp dreimonatigen Kinderwunschpause nahm Norman Kontakt zu einem Arzt in München auf, den wir schon seit vielen Jahren kannten. Mit 19 Jahren war ich als Leistungssportlerin durch zwei verschleppte Virusinfektionen schwer erkrankt. Leider war das lang nicht erkannt worden, erst Dr. Kübler hatte die Erkrankung aufgedeckt und mich auf die richtige Weise therapiert.

Wir hatten ihn bis zu diesem Zeitpunkt nicht auf das Kinderwunschthema angesprochen, weil ich einfach davon ausgegangen war, dass dies nicht sein Gebiet sei. War es ja auch nicht. Jedenfalls nicht explizit das Thema künstliche Befruchtung. Aber Erkrankungen, die das Kinderkriegen verhindern, schon. Eigentlich hätte uns das schon früher einfallen können, aber irgendwie folgten wir stupide einem Weg und hatten zwischenzeitlich vergessen, nach links und rechts zu blicken.

Wir hatten bisher auf die Empfehlungen des Kinderwunschzentrums vertraut. Hierbei hatte der Ansatz immer bei der künstlichen Befruchtung gelegen – mit zuvor gereinigten Spermien. Nun forschten wir nach, ob es nicht doch eine Möglichkeit gäbe, Norman zu therapieren. Also die Anti-Spermien-Antikörper, die er sich eingefangen hatte, wieder loszuwerden. Wir verschoben den Fokus und überlegten, das Problem nicht zu umgehen, sondern an der Wurzel zu packen. Schließlich hatten wir vollkommen problemlos Jona bekommen, als Normans Spermien noch intakt waren.

In der UniKiD hatte man uns gesagt, dass andere Ansätze wenig bringen würden und die ICSI aller Wahrscheinlichkeit nach die einzige Methode sein würde, um noch ein Kind zu bekommen – auch weil uns aufgrund meines Alters die Zeit davonlief. Alles plausibel und auch nicht völlig falsch. Aber die Zeit war uns trotz alledem weggelaufen, und wir waren nach fast vier Jahren Kinderwunsch-Odyssee – davon zwei Jahre im Kinderwunschzentrum – kein Stück weiter, nur um einige bittere Erfahrungen reicher.

Also weiteten wir unseren Blick, vereinbarten umgehend einen Termin in München und schilderten unser Problem. Norman wurde Blut abgenommen, anschließend versprach uns Dr. Kübler, er würde sich zum Thema Gedanken machen. Schon kurze Zeit später meldete er sich und verkündete, er glaube, helfen zu können.

»Frau Szewczenko, wie Sie schmerzlich erfahren haben, ist das Immunsystem nicht nur unser Freund, sondern es kann, wenn illegitime Antikörper gebildet werden, auch unser Feind sein. Ich denke, wir können durch eine Plasmapherese-Therapie diese illegitimen Antikörper eliminieren, sodass die Fruchtbarkeit bei Ihrem Mann danach wieder gegeben sein wird«, erklärte Dr. Kübler, als wir schließlich gemeinsam vor ihm saßen.

Und dann sollten wir ausführlich erfahren, was sich hinter diesem geheimnisvollen Begriff verbarg. Plasmapherese: Das ist vereinfacht erklärt eine Blutreinigung, die sich besonders für Autoimmun- und Systemerkrankungen eignet. Anti-Spermien-Antikörper sind Immunglobuline, also im Körper vorhandene Proteine. Sie sind in der Lage, die eigenen Spermien als fremd zu identifizieren und sich mit ihnen zu verbinden. Damit wird verhindert, dass die Spermien ihre biologische Funktion wahrnehmen können. Es handelt sich also um eine Autoimmunreaktion, bei der das Immunsystem eigene – eigentlich »gute« – Zellen für fremd hält und angreift. Bei der Plasmapherese werden die Blutzellen vom Blutplasma getrennt. Das Plasma wird durch einen Filter gepumpt und gereinigt wieder in den Körper zurückgeleitet. Hierbei werden auch die Immunglobuline – die Antikörper – herausgefiltert. Das Ganze dauert pro Sitzung mehrere Stunden und ist sehr unspektakulär für den Betrachter. Das Blut wird über einen Zugang aus der Vene in den Filter geleitet, gereinigt und wieder zurückgeführt. In einem separaten Beutel kann man den »Abfall«, der auch die Anti-Spermien-Antikörper enthält, sehen. Weh tut diese Therapie nicht, nur ein wenig Geduld und, ehrlich gesagt, auch das nötige Kleingeld muss man hierfür mitbringen. Die Krankenkassen übernehmen das in der Regel nicht. Leider. Norman fuhr damals einige Monate lang fast wöchentlich nach München. Der Arzt prophezeite ihm, dass es mit dem Schwangerwerden in einem halben Jahr wieder klappen könne.

Norman verfolgte nach wir vor das gleiche Ziel wie ich, deshalb war er auch sofort bereit dazu, es mit dieser Therapie zu versuchen. Klar, es war ein beträchtlicher Aufwand, ständig nach Bayern zu fahren. Aber endlich bot sich ihm eine Möglichkeit, etwas aktiv tun zu können, seinen Beitrag zu leisten und vielleicht eine Lösung für unser Problem zu finden. Ein gutes Gefühl, vor allem nach all den Geschehnissen, die er mir nicht abnehmen konnte, es aber so gern getan hätte.

In den Jahren der Kinderwunsch-Zeit ist unsere Partnerschaft noch enger und intensiver geworden. Wir haben immer gesagt, dass wir ein gemeinsames Problem haben, und verfolgten beide dasselbe Ziel. Wir wünschten uns ein zweites Kind und waren uns zu jedem Zeitpunkt einig gewesen, wie es weitergehen sollte. Norman stand bedingungslos hinter mir, und unsere Gemeinschaft machte uns unglaublich stark. Vermutlich ist das auch ein Grund, warum ich die vielen schrecklichen Ereignisse der letzten Jahre so gut weggesteckt habe. Wir waren eine Einheit, wir stemmten uns zu zweit gegen das Schicksal.

Bis allerdings die Plasmapherese Wirkung gezeigt hätte, wollte ich es mit dem letzten Eisbärchen versuchen. Mein Bauchgefühl glaubte zwar nicht mehr an die dritte Blastozyste, aber ich wollte sie mir einsetzen lassen, weil ich es versprochen hatte. Sie wird ja nicht gleich wieder zur Schwangerschaft mit anschließender Fehlgeburt führen, dachte ich mir. Ich erwartete eher ein Verschwinden in meiner Gebärmutter, genau wie beim ersten Versuch.

Gleich im Januar nach unserem Urlaub wollte ich loslegen. Der fünfte Versuch, mit dem siebten Embryo. Der Professor hatte vorgeschlagen, es im natürlichen Zyklus zu probieren. Es seien gute Erfolge damit verzeichnet worden. Dies bedeutete für mich mehr Ultraschallkontrollen und Blutabnahmen als im künstlichen Zyklus, dafür aber keine Hormone, außer die eisprungauslösende Spritze, um das Timing für den Transfer bestimmen zu können.

Dann aber war es wie verhext, denn sowohl im Januar als auch im Februar verpassten wir das Zeitfenster. Beim zweiten Mal spürte ich morgens vor einem Ultraschalltermin den Eisprung und merkte es auch an der wässrigen Konsistenz des Zervixschleims. Tatsächlich war beim Schall der Leitfollikel verschwunden. Der Eisprung hatte vorzeitig stattgefunden.

Im März sollte es dann endlich klappen. Die Blastozyste ließ sich ohne Probleme auftauen und wurde mir transferiert. Ich sprach diesmal nicht mit dem Krümel und versuchte, mich emotional zu distanzieren. Ich machte auch keinen Schwangerschaftstest vor der Blutabnahme zur hCG-Kontrolle, aber dafür sofort danach. Wie schon einmal in der Vergangenheit saß ich dabei im Auto auf dem Parkplatz eines Supermarktes. Positiv. Ohne zu lächeln oder freudig zu reagieren, trat ich den Heimweg an. Ich hatte am Morgen einen leichten bräunlichen Ausfluss gehabt und gehofft, es wäre einfach nur die beginnende Periode.

Wütend kam ich zu Hause an und schmiss den Test auf den Küchentisch, an dem Norman gerade saß und arbeitete: »Der Scheißtest ist positiv! Jetzt ist der auch noch positiv! Aber es hat wieder mit einer ganz leichten Schmierblutung angefangen. Ich habe keinen Bock mehr. Ich will keine halben Sachen mehr. Warum? Ich werde hier am laufenden Meter schwanger, nur damit ich dann wieder auf irgendeinem OP-Tisch ausgekratzt werde. Ich habe die Nase voll. Andere genießen für das Geld, das wir ausgegeben haben, mehrere Luxusurlaube. Und ich finanziere mir einen Horrortrip nach dem anderen. Bitte einmal Hölle und zurück!«

Norman nahm den Test in die Hand. Er konnte meinen Unmut verstehen: »Ich weiß, Kleene. Aber jetzt warte erst mal ab. Haben die sich schon aus der UniKiD gemeldet, wegen des hCG-Wertes?«

»Nein, ich war ungeduldig und hab den Test gemacht. Ich bin schwanger. Fragt sich halt nur wieder, wie lang!«

Die UniKiD bestätigte am Nachmittag die Schwangerschaft mit einem hCG-Wert von 107.

In den nächsten Tagen wurden die Streifen auf den Tests stärker, und die erneute Blutabnahme eine Woche später ergab einen hCG-Wert von 2.600. Ich war so richtig schwanger. Schon wieder.

Das Teuflische ist, dass man, egal ob man will oder nicht, immer wieder die olle Hoffnung aus dem Schrank holt, sie wie einen alten Hut abstaubt und nicht widerstehen kann, sich ihn aufzusetzen.

Ganz langsam nahm ich die Schwangerschaft an. Hatte ich der letzten Blastozyste unrecht getan? Wieder ging mir so ein allseits bekannter Spruch durch den Kopf: Das Beste kommt immer zum Schluss!

Es war die letzte Blastozyste, der letzte Versuch, bevor wir wieder mit leeren Händen dastehen würden. Ich war sehr zwiegespalten. War das nun mein Happy End, oder lauerte wieder einmal hinter der nächsten Ecke das Schicksal, um mich zu schnappen und mir übel mitzuspielen?

Wenige Tage später zeigten sich erste Schwangerschaftssymptome. Hunger, bisschen flau im Magen, müde. Das kannte ich ja nun schon. Durfte es diesmal gut gehen? Hey, Schicksal, wir wollen uns vertragen, es ist doch jetzt wirklich genug.

Weil ich auch bei diesem letzten Versuch alles tun wollte, was nötig war, begann ich mit einer Immuntherapie. Noch vor der Sache mit dem Blutsturz hatte ich diesen Tipp von einer lieben Freundin bekommen. Sie hatte ebenfalls Probleme gehabt, ein zweites Kind zu bekommen. Durch einen Zufall ergab es sich, dass ich ihr unsere Odyssee in einer langen Sprachnachricht erzählte und sie prompt mit ihrer Geschichte antwortete. So nah war eine Leidensgenossin, und wir wussten nichts voneinander. Den Spruch »Nur sprechenden Menschen kann geholfen werden« versuche ich mir seitdem zu Herzen zu nehmen. Meine Freundin hatte mithilfe eines Immunologen herausgefunden, warum ihr Körper den Embryo in der Frühschwangerschaft jedes Mal abstößt. Die auf sie abgestimmte Therapie verhalf ihr am Ende tatsächlich zu weiterem Nachwuchs.

Da ich nichts unversucht lassen wollte, habe ich mich damals bei dem Arzt gemeldet und mein Blutbild analysieren lassen. Er riet mir, ab Zyklusbeginn, egal ob natürlicher oder künstlicher Zyklus, eine Infusionstherapie zur Modulation des Immunsystems zu machen. Wir alle haben natürliche Killerzellen im Körper, die von einem Virus infizierte Zellen oder auch Krebszellen aufspüren und eliminieren. Diese NK-Zellen greifen alles, was fremd ist und nicht in unseren Körper gehört, an und zerstören es im besten Fall. Eine befruchtete Eizelle ist auch zu fünfzig Prozent fremd, da sie das Erbgut des Vaters in sich trägt. Deshalb kommt es in seltenen Fällen vor, dass das Immunsystem bei einer beginnenden Schwangerschaft ebenfalls überreagiert, was zu einem Implantationsversagen oder zu vermehrten Fehlgeburten führen kann. Man kann dann der Schwangeren Fettemulsionen, die eine anomale Aktivität der natürlichen Killerzellen unterdrücken sollen, verabreichen.

Also unterzog ich mich beim Start in den natürlichen Kryozyklus ebenfalls dieser Infusionstherapie. Mein Blut wurde jede Woche untersucht, und als die Schwangerschaft eintrat, konnte man tatsächlich anhand der Werte eine nicht erwünschte Immunantwort erkennen. Zusätzlich bekam ich Kortison, was die Aktivität der Killerzellen ebenfalls deutlich reduzieren kann. Behandelt wird bis zum Ende des ersten Trimesters.

Ich war zwar anfangs ohne Hoffnung, hatte diesen zusätzlichen Weg aber trotzdem gewählt, einfach aus dem Grund, weil ich alle Möglichkeiten, die es gab, nutzen wollte.

Nun, wo der hCG-Wert gestiegen war und ich doch mit einem möglichen Happy End liebäugelte, war ich mehr als froh, die Therapie angefangen zu haben.

Durch die beginnende Pandemie bekam ich einige Tage später den Anruf aus dem Kinderwunschzentrum, dass ich den ersten Ultraschall direkt bei meinem Frauenarzt machen müsste. Ich hatte gerade noch so meine Blastozyste abholen können, bevor die Kinderwunschklinik für einige Zeit ihre Pforten schloss, denn alles, was nicht unbedingt medizinisch notwendig war, befand sich bekanntermaßen im Frühling 2020 im Lockdown. Was hatten wir für ein Glück gehabt! Vielleicht würde 2020 unser Jahr werden!

Die leise Vorfreude wurde allerdings gleich wieder gedämpft. Denn noch bevor ich einen Termin mit meinem Frauenarzt machen konnte, hatte ich wieder einen Albtraum. Ein völlig unterentwickelter Fötus plumpste in meine Hände. Das Ding sah aus wie eine kleine weiße Plastikfigur. Sollte das wieder ein Vorbote sein, den mir mein Schicksal übersandte? Ich hasste meine Träume diesbezüglich – sie hatten sich ja schon mehrfach bewahrheitet –, und ich versuchte, die schockierenden nächtlichen Bilder meinen Ängsten zuzuschreiben.

Dann war es so weit: In der siebten SSW stapfte ich wieder einmal in Dr. Küppers' Praxisräume. Ich musste kurz warten und versuchte, meine Nervosität nicht hochkochen zu lassen. Gleich würde ich mehr wissen. Dr. Küppers bemerkte bei der Begrüßung meine Anspannung und legte sofort mit der Untersuchung los.

Ich sah auf dem Monitor eine Fruchthöhle und darin ein kleines Etwas. Es sah aus wie eine Bohne. Was ich aber nicht entdecken konnte, war der Herzschlag.

Auch Dr. Küppers kam recht schnell zu dem Schluss, dass hier war nicht stimmte. Ich war rechnerisch bei SSW 6+5. Die Berechnung der Messung spuckte 6+0 aus. Dass hier noch eine Herzaktivität einsetzen würde, war eher unwahrscheinlich. Vielleicht hatte es aber auch bereits eine Herzaktivität gegeben, die wieder verebbt war. Mir war es sehr recht, diese, falls so geschehen, nie gesehen zu haben. Ich lag auf dem gynäkologischen Stuhl, und Dr. Küppers erklärte mir einfühlsam, warum es sich mit großer Sicherheit um eine nicht intakte Schwangerschaft handelte.

Auf der einen Seite war ich gefasst, mittlerweile wappnete ich mich emotional schon für das Schlimmste. Auf der anderen Seite blutete mir natürlich das Herz. Mein anfänglicher Gedanke hatte sich bestätigt. Wieder einmal hatten mein Bauchgefühl und mein Traum sich bewahrheitet.

»Wir können gern nach Ostern noch mal einen Termin vereinbaren und schauen, ob sich noch etwas tut«, schlug mir Dr. Küppers vor.

»Ja. Das ist eine gute Idee.«

Ich schätze die Vorgehensweise meines Arztes sehr. Nicht einfach nur schnell eine Überweisung ins Krankenhaus zur Ausschabung in die Hand drücken, sondern die Patientin bei diesem nicht einfachen Prozess einfühlsam begleiten. Wir Frauen brauchen unter Umständen Zeit, um wirklich zu begreifen, dass wir eine Fehlgeburt erlitten haben. Die kleine Resthoffnung von zwei bis drei Prozent ist nie von der Hand zu weisen, und nichts wäre schlimmer, als sich nach einer zu schnell durchgeführten Ausschabung zu fragen, ob da nicht doch noch ein Herzschlag eingesetzt hätte.

Dr. Küppers nahm mir noch Blut ab, um sich den hCG-Wert anzuschauen.

Traurig und mit einem leeren Gefühl fuhr ich nach Hause. Norman hatte ich nur kurz zwei Sätze geschrieben. Zu klein. Kein Herzschlag.

Warum quälte mich mein Schicksal so? Warum hatte es nicht einfach klappen können? Oder würde ich in knapp zwei Wochen doch noch eine positive Überraschung erleben?

Mein Verstand sagte Nein, mein Herz Ja, meine Gefühle fuhren Achterbahn. Ich wollte mir keine falsche Hoffnung machen und tat es trotzdem.

Gefühlt war ich schon wieder eine Ewigkeit schwanger. Ein Monat war seit dem Transfer vergangen, und das war schon viel zu viel Zeit für die Hoffnung. Gewisse Schwangerschaftssymptome wie starkes Hungergefühl, vermehrter Harndrang und Müdigkeit begleiteten mich. Verarschte mich der Körper?

Dr. Küppers hatte mir zwischenzeitlich den hCG-Wert durchgegeben. Ich hatte tatsächlich einen Wert von 38.000, was zur siebten Schwangerschaftswoche passte. Diese Tatsache machte mir weiter Hoffnung. Vielleicht würde das Herzchen beim nächsten Mal Ultraschall doch schlagen!

Andererseits wäre das wirklich fast ein Wunder. Es sprach zu viel dagegen.

Was würde nun wieder alles auf mich zukommen? Es wäre die vierte OP in eineinhalb Jahren. Konnte es vielleicht selbst abbluten, so wie bei meiner ersten Fehlgeburt 2010?

Nachdem ich den Anruf aus der Praxis erhalten hatte, verkroch ich mich im Schlafzimmer in meine Ankleide, wie eine Maus in ihr Mauseloch. Ich setzte mich auf den Boden, lehnte mich gegen den Schrank und umschlang die angezogenen Beine mit den Armen, als wollte ich mich selbst vor dem Unheil, das mir widerfuhr, schützen.

Es ging nicht in meine Birne, dass es wieder schiefgegangen zu sein schien. Ich fühlte mich leer, hilflos, verarscht und alt. Ich versuchte, stark zu sein, weil mir bewusst war, dass es immer Schlimmeres gibt. Gleichzeitig fühlte ich mich unendlich schwach. In den vorausgegangenen vier Jahren war mir mein Leben entglitten, es stand Kopf! Ich hatte so viele Verluste erlitten, meine Babys, meine Oma und sogar meinen Job. Viel zu lang schwammen wir schon in einem Strudel von negativen Ereignissen, die alle aus einem Grund entstanden waren. Unser Leben stagnierte. Es war so viel Zeit verstrichen, die wir gern mit schöneren Erlebnissen gefüllt hätten. Einstein soll einmal gesagt haben: »Die Definition von Wahnsinn ist: immer wieder das Gleiche zu tun und dabei andere Ergebnisse zu erwarten.« Vielleicht waren wir, war ich wahnsinnig, es immer und immer wieder auf die gleiche Art zu versuchen, in der Hoffnung, ein anderes Ergebnis zu erhalten. Es tat mir so leid, dass es nicht klappen durfte, dass wir Jona kein Geschwisterchen schenken konnten. Mittlerweile waren zehn Jahre vergangen, seit ich mit meiner Tochter schwanger gewesen war. Sechs Jahre war es her, dass ich mir das erste Mal konkret ein zweites Kind wünschte. Fünf Jahre, seit ich die Pille abgesetzt hatte. Ich trug nun vier Sternchen fest in meinem Herzen und war zum fünften Mal schwanger. Ein Jahr zuvor war ich zuversichtlich gewesen, weil wir drei Versuche hatten. Nun standen wir tatsächlich wieder vor dem Nichts.

Meine Eizellen waren alt, trotzdem wurden sie gelobt. Qualitätsware! Nun saß ich wieder mit etwas Totem im Bauch da. Das Resultat meiner Eins-a-Eizelle. Aus keinem Versuch war etwas geworden. Sieben Embryonen, die alle den Anschein erweckt hatten, bald ein kleines Menschlein sein zu können.

Ich hatte mir in den letzten zwei Jahren keine Chance zum Durchatmen oder Erholen gegeben. Die biologische Uhr tickte immer lauter, ich stand kurz vor meinem 43. Geburtstag. Was war da überhaupt noch zu erwarten? War der Zug nicht schon längst abgefahren? Hatte ich einfach nicht bemerkt, dass ich ihn verpasst hatte? Mein Körper und meine Seele brauchten eine Pause, doch ich sah störrisch darüber hinweg.

Ich hatte Wort gehalten und alle drei Blastozysten abgeholt, allen eine Chance gegeben und insgeheim auch gehofft, dass eine unser Happy End bedeuten würde.

Als ich da saß und meinen Gedanken nachhing, hätte ich wieder einmal heulen und schreien können. So viel schwirrte da in meinem Kopf herum und gleichzeitig gar nichts. Ich wünschte mir, mit einem Flugzeug das Wort WARUM in den Himmel schreiben zu können, in der Hoffnung, dass es mir dann irgendjemand erklären könnte. Aber scheinbar gab es keine Erklärung. Was würde ich eigentlich machen, wenn wir am Schluss zu dritt bleiben würden? Es wurde jetzt langsam wirklich Zeit, einen Plan B zu schmieden.

Wieder einmal gewannen der Optimismus und die Lust auf das Leben Oberhand. Mir kam eine Idee. Wenn es nun nicht mehr mit einem weiteren Kind klappen sollte, dann wollte ich die kommenden Jahre für eine gigantische Weltreise sparen. Ich malte mir aus, wie wir eines Tages Jona damit überraschen würden. Irgendwann, wenn sie die Schule abgeschlossen hätte. Bis dahin könnte ich alles bis ins kleinste Detail planen und hätte eine Aufgabe, die mich erfüllt und die mit meinem Kind zu tun hat.

Es war gut, dass ich mich gedanklich mit der Zukunft befasst hatte. Denn nach Ostern bestätigte sich beim erneuten

Ultraschall, was mir Dr. Küppers schon beim ersten Termin behutsam nahegebracht hatte. Die Schwangerschaft war nicht intakt. Dieses blöde, doofe, tote Ding schwamm weiter unbehelligt in der Fruchthöhle meiner Gebärmutter rum.

Meine vierte Fehlgeburt. Hau ab! Geh raus aus mir! Warum hielten mein Körper und meine Seele an der Schwangerschaft fest?

»Warum blutet es nicht einfach ab?«, fragte ich.

Dr. Küppers erklärte mir anhand des Ultraschalles, was zwischenzeitlich in den elf Tagen geschehen war: »Die Fruchthöhle ist bereits deformiert. Der Embryo beginnt, sich aufzulösen, und hier sehen Sie erste Einblutungen.«

»Kann es denn von selbst abbluten? Ich möchte nicht schon wieder eine Ausschabung haben!«, fragte ich.

»Sie können abwarten. Durch den immer weiter sinkenden hCG-Wert begreift Ihr Körper, dass keine Schwangerschaft mehr vorliegt. Dann beginnt der natürliche Abgang.«

Ich überlegte kurz: »Wie lang dauert das? Jetzt sind ja schon fast zwei Wochen vergangenen.«

Mein Frauenarzt blickte mich an: »Das kann wenige Tage oder auch mehrere Wochen dauern.«

Ich schluckte. Mehrere Wochen. Ich entschied mich dennoch zu warten. Der Prozess war im Gange. Vielleicht würde mein Körper, jetzt, wo ich wusste, dass es keine Hoffnung mehr gab, loslassen können.

Das hCG war auf 24.000 gesunken.

Während der Rückfahrt nahm ich ein Sprachmemo auf und erzählte mir selbst meine Gefühle. Ich musste alles laut aussprechen, nur darüber nachdenken reichte nicht mehr. Jetzt, wo ich hier sitze und dieses Buch schreibe, höre ich es mir erneut an. Es ist an Traurigkeit, Enttäuschung und Wut nicht zu überbieten.

Ich war dermaßen verzweifelt, dass ich meinen Schmerz einmal regelrecht rausschrie. Durchgedreht, am Ende, am Boden zerstört sind die passenden Attribute für diese Nachricht an mich selbst, die mir in der Gegenwart die Tränen in die Augen treibt und mich sprachlos zurücklässt. Heute, wo ich auf der Sonnenseite des Lebens stehe, mit zwei kleinen Kerlchen, die gerade das ganze Erdgeschoss auf den Kopf stellen, während ich schreibe. Damals hätte ich nicht im Entferntesten geglaubt, dass mein Schicksal mir in Bezug auf den Kinderwunsch jemals noch mal gnädig sein würde.

Als ich an diesem Tag nach Hause kam, verkroch ich mich in mein Bett und hoffte, dass die vierte Fehlgeburt schnell vorbei sein würde.

Eine Woche später war ich wieder bei meinem Frauenarzt. Es waren weitere Einblutungen um die sich immer weiter deformierende Fruchthöhle zu sehen. Das hCG war auf 8.000 gefallen.

Wir entschieden, noch weiter abzuwarten. Es müsste bald losgehen. Zu Hause bekam ich noch am selben Tag ganz schlimme Kopfschmerzen. Überhaupt war ich müde und auch launisch. Mein Körper musste mit dem extrem großen Hormonabfall erst mal zurechtkommen. Periodenartige Schmerzen setzten ein. Am nächsten Tag begannen die Blutungen. Am Abend dann so stark, dass ich wieder eine Panikattacke bekam.

Ich lag auf dem Bett und versuchte, mich unter Kontrolle zu bringen und mit logischem Denken zu beruhigen. Zuerst begann mein Oberschenkel zu zucken, dann ein Arm, und dann war es, als hätte ich Schüttelfrost. Der ganze Körper zitterte im Intervall.

Leider bekam auch Jona die Situation mit, denn sie fand mich im Schlafzimmer. Sie kuschelte sich an mich und fragte: »Ist das lebensgefährlich?«

»Nein, ich habe nur ein bisschen Angst, weil ich ja mal so doll geblutet habe, und die olle Angst lässt mich jetzt zittern. Das passiert, ist aber ganz sicher nicht gefährlich.«

Ich rief nach Norman, der alarmiert ins Schlafzimmer eilte. Er brachte Jona erst mal ins Bett und kam dann wieder zu mir. »Ich pack das nicht, Norman. Meine Psyche zieht da nicht mit.« Immer wieder schüttelte es mich.

Norman versuchte, mich zu beruhigen. Ich wollte ärztliche Hilfe, aber gleichzeitig war ich nicht bereit für eine weitere OP. Ich wollte mir eine vierte Ausschabung ersparen.

Ich bat Norman, mich auf die Toilette zu begleiten. Er hockte neben mir, während ich blutend dasaß, und hielt meine Hand. Dank seiner Unterstützung beruhigte ich mich langsam. Ja, es blutete, aber es war kein Vergleich zu dem Blutsturz sieben Monate zuvor. Nach einer Weile hörte auch das Zittern auf, und mit zwei der dicksten Binden, die es gibt, legte ich mich ins Bett. Ich war erschöpft. Norman streichelte mich behutsam in den Schlaf.

Leider kam ich auch diesmal nicht um eine Ausschabung herum. Wir warteten noch mehrere Wochen ab, trotzdem schaffte es der Körper nicht, sämtliches Gewebe loszuwerden. Dann bekam ich wieder einmal zu Hause eine extrem starke Blutung, zum Glück konnte meine Nachbarin Katja rechtzeitig herbeieilen und einen Krankenwagen rufen. Bei der anschließenden Untersuchung im Krankenhaus stellte man fest, dass trotz der massiven Blutung immer noch Schwangerschaftsgewebe von einem Zentimeter vorhanden war. Die Oberärztin wurde dazugerufen. Als sie den Raum betrat, erkannte ich, dass es die Ärztin war, die mich auch nach dem Blutsturz operiert hatte.

Sie erkannte mich ebenfalls sofort und winkte ab. »Nein. Sie schon wieder!«

Sie tat das auf eine so komische Art, dass ich tatsächlich kurz lächeln musste. Ich war so froh, dass sie gerade Dienst hatte. Ein bisschen Glück im Unglück. Ich vertraute ihr. Sie brachte es irgendwie fertig, eine gewisse Leichtigkeit in die für mich sehr schwierige Situation zu bringen. Ich wusste: Es war schrecklich, wieder hier zu sein, aber es würde wieder gut werden.

Diesmal war ich kein direkter Notfall und konnte in Ruhe operiert werden. Als es vorbei war, wartete Norman schon im Krankenzimmer auf mich. Durch die Pandemieregeln war es nicht so einfach, als Angehöriger dazuzukommen, und er hatte erst einen negativen Test gebraucht. Umso überraschter war ich, dass er da war.

Ich war so froh, ihn zu sehen. Meinen Fels in der Brandung.

»Ach, Kleene, wenn ich könnte, ich hätte dir alles abgenommen.« Er hatte Tränen in den Augen.

»Ich weiß«, sagte ich leise und küsste ihn.

ICH BIN NICHT DIE ALTE, NUR ALT

Zwei Wochen nach der Ausschabung war mein hCG-Wert Anfang Juli auf null gesunken. Endlich. Es war vorbei.

Wie sollte es aber nun weitergehen? Erst mal gar nicht. Ich wollte mir mindestens bis zum Herbst Zeit geben, durchschnaufen, etwas Abstand gewinnen und überlegen, ob wir im Kinderwunschzentrum weitermachen sollten. Ich war an einem Punkt, wo ich mich einfach für eine Weile nicht mehr mit dem Thema beschäftigen wollte. Ich hatte kein normales Leben mehr. Wir waren schon so lang fremdbestimmt durch Termine, Versuche und Rückschläge. So vieles war auf der Strecke geblieben.

Jetzt wollte ich die verbleibenden Sommermonate genießen, mit Jona in unseren kleinen Pool hüpfen, in unserem Lieblingsrestaurant einen Aperitif schlürfen und einfach versuchen, ein bisschen Leichtigkeit in unseren Alltag zu bringen. Die letzte Zeit war für alle zermürbend gewesen. Wir hatten zwar immer versucht, unserer Tochter schöne Erlebnisse und Unternehmungen zu ermöglichen, aber über allem hing stetig eine dunkle Wolke, die wir nicht loswurden.

Auch Jona beschäftigte die Tatsache, dass Mama mehrfach im Krankenhaus gewesen war und es mit einem Geschwisterchen einfach nicht klappen wollte.

Nach der Fehlgeburt im vorherigen Jahr hatten wir den Fötus untersuchen lassen. Es war nichts Auffälliges gefunden worden, aber ich wurde gefragt, ob ich das Geschlecht wissen möchte. Mein Bauchgefühl wollte es. Es wäre ein Mädchen geworden. Kaum hatte ich das vernommen, bekam der verlorene

Fötus ein Gesicht. Ich weiß nicht, ob das gut oder schlecht war. Es machte den Verlust nicht leichter. Andererseits wusste ich jetzt etwas über das kleine Wesen. Während ich in der Küche auf dem Boden saß und bitterlich um mein Sternenkind weinte, war es wieder einmal Jona, die mich fand. Ihre Mama, ein Häufchen Elend.

»Was ist, Mama? Warum weinst du denn so!«

»Ich habe gerade erfahren, dass das verlorene Baby ein Mädchen geworden wäre, man aber nichts finden konnte, warum es in meinem Bauch gestorben ist. Na ja, und dann habe ich noch mal so viel an das Baby gedacht, dass ich einfach furchtbar traurig wurde und weinen musste.«

Sie setzte sich zu mir und tröstete mich. »Ich bin auch traurig. Aber weißt du, Mama, noch trauriger bin ich, weil es die Uroma nicht mehr gibt. Da muss ich doller weinen. Ist das schlimm?«

Ich nahm Jona in den Arm: »Nein, mein Schatz. Das ist sogar sehr verständlich. Die Oma hast du richtig gut gekannt, und sie war acht Jahre lang an deiner Seite. Denk nur mal, wie oft du sie gesehen hast! Das Baby hast du nie gesehen, nie mit ihm spielen können. Du wusstest, dass es da ist und wächst, aber mehr auch nicht. Deswegen tut es nicht so weh. Was man nicht kennt, kann man nicht vermissen.«

Jona nickte nachdenklich. »Da bin ich froh, weil du weinst ja mehr wegen dem Baby.«

Ich überlegte: »Das ist richtig, ich glaube, es liegt daran, dass ich ja gespürt habe, dass es da ist. Ich habe gemerkt, was es mit meinem Körper anstellt, und ich habe es sogar bei den Ultraschalluntersuchungen gesehen. Dadurch habe ich es kennengelernt und kann es deswegen auch ganz doll vermissen.«

»Das verstehe ich, Mama.« Jona gab mir einen Kuss. »Ich hab dich lieb!«

»Ich dich auch«, sagte ich leise mit bebender Stimme.

Oft sprach mich Jona noch auf ihre Schwester an. Wie alt sie jetzt wäre. Wie sie aussehen könnte. Was sie mit ihr gespielt hätte. Ich nahm mir dann die Zeit, um mit ihr gemeinsam darüber nachzudenken. Ich war froh, dass sie das Thema auf ihre kindliche Art ansprechen konnte. So konnte auch sie die Geschehnisse verarbeiten.

Ich wiederum redete sehr viel mit Norman. Über all das, was uns auf der Kinderwunschreise widerfahren war, und wie wir vielleicht im Herbst weitermachen würden. Manchmal verkroch ich mich aber auch einfach kurz ins Schlafzimmer, um für mich zu sein. Oft schlief ich über meinen Gedanken ein. Auch das hatte vermutlich eine therapeutische Wirkung auf mich. Reden und schlafen. Als Familie wieder in die Spur kommen. Ich spürte, dass ich an diesem Punkt ein wenig Zeit brauchte.

Bisher war es immer mein Weg gewesen, einfach weiterzumachen, komme, was wolle. Aufgeben war nie eine Option für mich, solang da noch ein Fünkchen Hoffnung keimte. Die Hoffnung war es wohl auch, die mich all die schrecklichen Erlebnisse so gut wegstecken ließ. Ja, ich war durch viele Tränentäler gegangen, hatte mich aber immer wieder aufrappeln können – durch die Unterstützung meiner Familie und meiner Freunde. Richtig zusammengebrochen wäre ich wohl erst, wenn mir jemand gesagt hätte, dass das auf keinen Fall mehr klappen könnte mit dem Schwangerwerden. Wenn es eine Diagnose – schwarz auf weiß – gegeben hätte, dass wir definitiv unfruchtbar sind. Aber meine Intuition sagte mir immer, dass es klappen kann, wenn da nicht irgendwas gewaltig schieflaufen würde.

Therapeutische Hilfe habe ich nicht gebraucht in der Zeit. Aber in dem Fall, dass es definitiv nichts geworden wäre mit dem Nachwuchs, hätte ich mir vermutlich jemanden gesucht, mit dem ich meinen Kinderwunsch aufarbeiten kann. Denn natürlich muss man ja auch danach weiterleben – auch ohne oder mit nur einem Kind. In diesem Moment hätte sich mein Fokus verschoben: weg von dem alles beherrschenden Ziel, ein Baby zu bekommen, hin zu … ja, wohin eigentlich? Wir waren in den letzten Jahren so sehr auf dieses eine Thema fokussiert gewesen, dass es da nichts anderes mehr gab.

Das wollte ich nicht mehr, deshalb gönnte ich mir ein paar Sommermonate, um Abstand zu gewinnen. Und dann erwies sich mein Bauchgefühl wieder einmal als goldrichtig. Es sagte mir, dass es irgendwo doch noch einen klitzekleinen Hoffnungsschimmer gab.

Die Ausschabung war noch nicht lang her, als Norman eines Nachmittags unser Schlafzimmer stürmte und mich weckte: »Kleene?«

Ich blinzelte verschlafen. Was war los? Er wirkte aufgeregt. Ich konnte sehen, dass er ein paar Blatt Papier in der Hand hielt. War irgendeine Rechnung nicht bezahlt? Was war so wichtig, dass er mich weckte? »Was ist?«, brachte ich schließlich heraus.

»Kleene, mein Spermiogramm ist wieder vollkommen in Ordnung. Kein Nachweis irgendwelcher Antikörper!«

Ich riss die Augen auf und starrte ihn an. Träumte ich noch? »Was, wirklich? Wie jetzt …?«

Norman zeigte mir das Spermiogramm, das er vor Kurzem nach wochenlanger Plasmapherese hatte machen lassen. Und da stand es: Der MAR-Test war negativ. Von hundert Spermien waren hundert unbehaftet. Es waren keine Antikörper mehr nachweisbar. So, als hätte es sie nie gegeben. Die Therapie in München war ein voller Erfolg gewesen! Hier war der Beweis.

Ich rieb mir über die Augen und konnte es nicht fassen. Natürlich hatten wir gehofft, dass die Therapie etwas bringen würde, aber dass sie so durchschlagend sein würde, hätten wir nie zu träumen gewagt. Wir waren im Sommer 2020 eher an einem toten Punkt angelangt, wir traten eher im Leerlauf, als unser Ziel weiter zu bestürmen. Deshalb wurde ich von diesem Ergebnis auch buchstäblich im Schlaf überrascht.

Eine Weile sagte ich nichts. Schaute nur immer wieder auf das Blatt Papier in meinen Händen. Ich spürte bei Norman Erleichterung, die ich aber nicht so recht teilen konnte: »Jetzt ist einfach plötzlich wieder alles beim Alten?«

Norman nickte: »Scheint so.«

Ich seufzte: »Aber ich bin nicht mehr die Alte, nur alt.« Damit gab ich ihm den Zettel zurück: »Das hätten wir vor ein paar Jahren gebraucht. Was soll jetzt noch kommen? Ich werde nächsten Monat 43 Jahre alt. Ich wurde viermal ausgeschabt, habe eine Narbenschwangerschaft hinter mir und meinen Optimismus irgendwo im Krankenwagen verloren.« Traurig blickte ich Norman an. »Ich will mir nicht wieder Hoffnung machen.«

Norman nickte: »Das kann ich verstehen. Ich kann mir auch nicht richtig vorstellen, dass es jetzt einfach wieder so klappen könnte. Dass etwas, das wir nie richtig greifen konnten, uns aber das Leben zur Hölle gemacht hat, plötzlich weg ist.« Er nahm mich in den Arm. »Wir genießen jetzt erst mal den Sommer. Willst du denn für den Herbst schon mal einen Termin in der UniKiD machen?«, fragte er.

Ich kuschelte mich an ihn: »Nee, erst mal nicht.«

DAS UNGLAUBLICHE GESCHIEHT

In den folgenden Wochen erholte ich mich ganz gut von der letzten Fehlgeburt. Mein Körper pendelte sich schnell wieder ein. Einen Monat nach der Ausschabung hatte ich meine Periode schon wieder. Ich genoss die Zeit mit Norman und Jona. Wir fuhren spontan nach Südfrankreich, und ich machte mir bewusst, wie wertvoll unsere Dreisamkeit war. Das Ziel, das wir jahrelang so eifrig verfolgt hatten, trat in den Hintergrund. Seit ich wusste, dass Norman keine Antikörper mehr hatte, wich dieses Gefühl, das mich die ganze Zeit begleitet und erdrückt hatte: dieses Gefühl, dass wir auf dem falschen Weg sind. Es verblasste von Tag zu Tag.

Ich wünschte mir immer noch ein Kind, war aber plötzlich total passiv. Ich tat einfach nichts mehr dafür, um unseren Wunsch wahr werden zu lassen. Keine Pillen, um die Eizellen zu pimpen, keine Tests, um den Eisprung zu bestimmen, und keine Recherche zu weiteren Vorgehensweisen. Ich kann das nicht erklären, aber ich war mir plötzlich sicher, ich brauchte das nicht mehr. Als hätten wir das Ziel erreicht, das Blatt gewendet und dem Schicksal ein Schnippchen geschlagen.

Norman und ich liebten uns, wenn uns danach war, und wir hatten entspannte Wochen ohne Zykluspläne, Blutabnahmen, Infusionen oder Arztgespräche. Und dann wurde ich im September, im dritten Zyklus nach der letzten Ausschabung, auf natürlichem Weg schwanger, als wäre das das Einfachste auf der Welt und als hätte es die Jahre dazwischen nie gegeben.

Ich konnte es kaum glauben und fragte mich anfänglich, ob die ausbleibende Periode beziehungsweise die ganz leichte

Schmierblutung, die ich hatte, vielleicht der Anfang für die bevorstehenden Wechseljahre sein könnte. Den Schwangerschaftstest machte ich nur, um mir meine Überlegung zu bestätigen. Als dieser ein positives Ergebnis anzeigte, sank ich auf die Knie. Mehrere Tage lang war ich durch den Wind, ich konnte es einfach nicht glauben. Nicht mal Norman sagte ich etwas, weil ich Angst hatte, alles würde sich in Luft auflösen, wenn ich es laut aussprach.

Erst fünf Tage und gefühlt zehn Schwangerschaftstests später überraschte ich Norman mit einem Teststreifen, der zwei Striche anzeigte. Jetzt war mir doch schon wieder nach Scherzen zumute: Ich legte den Teststreifen in ein Etui für Sonnenbrillen und reichte es ihm mit der Frage: »Schau mal, Norman, diese alte Sonnenbrille habe ich gefunden. Brauchst du die überhaupt noch?«

Norman ging mir sofort auf den Leim, er öffnete das Etui, um nachzusehen, welche Brille darin wäre, und fand den positiven Test: »Nee ... wirklich?« Mehr sagte er nicht.

Aber ich sah an der aufsteigenden Röte in seinem Gesicht, wie aufgeregt er plötzlich war. »Doch«, sagte ich mit bebender Stimme – auch mir pochte das Herz ganz fest.

»Wer war das?«, scherzte Norman, und ich musste unwillkürlich lachen.

Dann wurden wir beide ruhig. Wir mussten nicht viele Worte machen, um zu wissen, was der andere dachte: Würde es wieder in einer Fehlgeburt enden, oder würde es diesmal halten? Die erste Schwangerschaft nach Jona, die auf natürlichem Weg entstanden war. Waren das bessere oder schlechtere Voraussetzungen? Wahrscheinlich weder noch. Es war etwas geschehen, was keiner mehr für möglich gehalten hatte, und es war schwierig, das zu begreifen.

Generell trauten wir uns wochenlang nicht, uns so richtig zu freuen. Wir hangelten uns von Arzttermin zu Arzttermin. Durch die Geschehnisse der letzten Jahre waren wir beide zu Meistern im Schwarzmalen geworden.

Die Erkenntnis, dass es Zwillinge werden, machte es auch nicht einfacher. Im Gegenteil. Nun bangten wir doppelt. Bei der Pränatalunterschung sagte mir der Arzt: »Das sind eindeutig eineiige Zwillinge. Sie teilen sich eine Plazenta. Das bedeutet, wir haben hier Sekt oder Selters. Entweder sind beide okay, oder beide sind nicht okay.«

Wir hatten Angst vor einem möglichen FFTS-Syndrom, bei dem ein Kind unter- und das andere überversorgt wird, was für beide lebensgefährlich werden kann. Ich bangte während der ganzen Schwangerschaft: Würde das Schicksal zum finalen Schlag ausholen und meine Seele restlos zerstören?

Deshalb war es kein Wunder, dass ich nicht im puren Glück schwelgte während dieser Schwangerschaft. Die folgenden Monate waren eher von Gefühlsschwankungen geprägt. Ja, ich hatte Angst, dass wieder etwas schiefgehen würde. Und doch wusste ich ganz tief in meinem Herzen, dass die Schwangerschaft halten würde. Es gab diese Momente, in denen ich einfach nur meinen wachsenden Bauch genoss, mit Hingabe Fleischwurst futterte oder stolz wie Oskar meinen Babybauch im Supermarkt präsentierte. Ich richtete das Kinderzimmer für die Jungs ein, und wir suchten nach passenden Namen. Je größer mein Bauch wurde, desto zuversichtlicher wurde ich.

Als die Jungs – einige Wochen zu früh, aber das war absehbar gewesen – geboren wurden, waren wir am Ziel unserer Träume angekommen. Auf der Frühchen-Intensivstation wurden mir beide Babys einige Stunden nach der Geburt in die Arme gelegt. Dieses Gefühl werde ich niemals vergessen. Diese kleinen bezaubernden Wesen lagen auf meiner Brust und bewegten sich ganz leicht. Ich vernahm leise schmatzende Babygeräusche. Danke, Schicksal, dachte ich still für mich. Ich blickte zu Norman. Wir hatten beide Tränen des Glückes in den Augen.

»Danke. Das ist so schön«, flüsterte ich.

Norman küsste meine Stirn: »Hast du gut gemacht, Kleene.«

Ich hatte meinen größten Kampf gewonnen. Mein Gegner, das Schicksal, hatte mich lang genug auf die Probe gestellt, mich gefordert, gequält und an meine Grenzen gebracht, aber ich hatte ihm die Stirn geboten.

Die Liebe zwischen Norman und mir ist dabei stetig gewachsen. Das, was wir gemeinsam durchmachten, hat uns stärker gemacht. Nie hat Norman meine Hand losgelassen, er hat mich gestützt, wenn ich stolperte, und mich aufgerichtet, wenn ich fiel. Er hat alles getan, damit ich weitergehen konnte. Unaufhörlich setzte ich einen Fuß vor den anderen, egal wie holprig dieser Weg war und welch schmerzhafte Erfahrungen ich machen musste.

Es waren schwere Jahre, mit Erlebnissen, die manchmal kaum auszuhalten waren. Und ich habe mir all die Schicksalsschläge nicht ausgesucht. Aber: Ich habe diesen Weg eingeschlagen, und es war zu jedem Zeitpunkt meine freie Entscheidung, ihn weiterzugehen – in vollem Bewusstsein, dass er noch steiniger werden könnte. Ich hatte wahnsinnig viel Pech, aber auch wahnsinnig viel Glück. Und ich hatte vor allem immer das Vertrauen in mich und meinen Körper, dass wir das schafften. Die Hoffnung gab mir wieder und wieder die nötige Kraft weiterzumachen.

Mir war immer bewusst, dass es nicht jedem vergönnt ist, am Ende dieses schweren Weges ein Kind – oder sogar zwei – in den Armen zu halten. Es hätte auch alles in einer Sackgasse enden können, und ich vermute, dass ich aus dieser nicht so leicht herausgefunden hätte. Aber wenn ich heute meine eineiigen Zwillinge durchs Wohnzimmer wuseln sehe, bin ich mir sicher: Ich würde diesen Weg genauso wieder gehen, den Weg durch die Hölle zum Glück! Das ist die wichtigste Erkenntnis aus den letzten Jahren: Niemand konnte wissen, wo der Weg hinführte und an welchem Punkt ich die richtige oder die falsche Abzweigung genommen hatte. Aber was zählte, war: Ich hatte den Weg gewählt, ich entschied an jeder Kreuzung, wo ich hingehen möchte.

Und dazu will ich auch euch, meine lieben Leserinnen, ermutigen. Findet euren eigenen Weg, auch wenn andere es vermeintlich besser wissen. Holt euch alternative Meinungen ein, vertraut auf eure Intuition und vor allem: Bleibt immer wieder auch mal kurz stehen und überprüft, ob ihr überhaupt noch weitergehen wollt. Die Kinderwunschreise ist so intim und individuell wie kaum eine andere. Lasst euch nichts einreden, euch nicht fremdbestimmen oder abwimmeln. Hierfür wünsche ich euch ganz viel Mut und Kraft!

Dass unser Glück gleich im Doppelpack kommen würde, hätten wir uns nie vorstellen können. Das Schicksal hatte mir körperlich und seelisch einiges abverlangt und mich doch am Ende mit zwei Regenbogenbabys reich beschenkt. Es hat sich gelohnt, nicht aufzugeben, immer weiterzumachen, offen für die verschiedensten Möglichkeiten zu sein und die Dinge ein Stück weit selbst in die Hand zu nehmen.

Wir sind jetzt tatsächlich eine kleine Großfamilie geworden. Norman und ich ertappen uns immer noch dabei, wie wir ungläubig auf Leo und Luis blicken, die mittlerweile schon das ganze Haus auf den Kopf stellen. Wir sind tatsächlich Eltern von eineiigen Zwillingen! Wahnsinn, plötzlich gleich drei Kinder zu haben!

Unsere Große ist glücklich und froh über ihre zwei Brüder. Ihr gefällt es, dass der Fokus nicht mehr auf ihr allein liegt und wir besser akzeptieren können, dass sie langsam ein junges Fräulein wird. Jona liebt Luis und Leo, und wenn ich die drei zusammen sehe, bin ich tief gerührt. Egal wie oft sie sich streiten werden oder wie laut es das eine oder andere Mal zugehen wird, am Schluss sind sie Geschwister und haben sich ein Leben lang.

Oft werde ich auf der Straße gefragt, ob das nicht anstrengend sei mit Zwillingen. Ich finde, dass »anstrengend« das falsche Wort ist. Zwillinge großzuziehen, ist herausfordernd, aber nicht anstrengend. Anstrengend war die Zeit davor, die fünf Jahre, in denen wir für ein weiteres Kind gekämpft haben. All die Rückschläge und düsteren Geschehnisse, die meinen Körper an seine Grenze brachten und die Seele leiden ließen.

Heute ist alles anders. Ich spüre wieder eine Leichtigkeit, ich bin doch wieder fast die Alte, lache lauter und genieße das Leben wie eh und je.

Was sich geändert hat, ist, dass ich noch viel mehr als früher dankbar bin, für alles, was mir das Leben Gutes gebracht hat. Jeder Moment mit meiner Familie ist für mich unglaublich wertvoll und mit nichts in der Welt zu bezahlen.

Ich weiß, dass es da draußen viele Mädels gibt, die gerade das Gleiche durchmachen, was ich durchlebt habe. Wahrscheinlich haben wir alle zusammen schon ein ganzes Meer an Tränen vergossen und sind etliche Male über die gleichen Steine auf dem Weg zum Wunschkind gestolpert.

Ich weiß, dass die Warum-Frage immer wie eine dumpfe Glocke über einem hängt, und ich weiß, wie schwierig es ist, sich mitzuteilen, wenn man eigentlich sprachlos ist. Deshalb möchte ich mit meiner Geschichte dazu beitragen, dass mehr über das Tabuthema Kinderwunsch gesprochen wird, über Fehlgeburt und künstliche Befruchtung. Ich wünsche mir, dass unsere Seelen offiziell eine Erkältung haben dürfen, ohne dass wir dafür verurteilt werden. Ich wünsche mir, dass man Erkrankungen, die zu Kinderlosigkeit führen, ernst nimmt, und dass es Paaren ermöglicht wird, diesen Weg gehen zu können, egal welche Voraussetzungen sie mitbringen.

Und ich hoffe auf viele neue glückliche Familien, die ihre Liebe teilen und von Generation zu Generation weitergeben!

GLOSSAR

In den unzähligen Internetforen zu den Themen Schwangerschaft, Geburt und Kinderwunsch haben sich viele Abkürzungen etabliert, die zu Beginn viele Fragezeichen aufwerfen. Damit ihr euch besser zurechtfindet, liste ich einige der gebräuchlichsten hier in alphabetischer Reihenfolge auf.

AS = Ausschabung

BT = Bluttest

EL = Eileiter

ELS = Eileiterschwangerschaft

ES = Eisprung

ES+1 = Eisprung plus einen Tag

ET = Entbindungstermin

FA/FÄ = Frauenarzt/ Frauenärztin

FB = Fruchtblase

FG = Fehlgeburt

FW = Fruchtwasser

FWU = Fruchtwasseruntersuchung

GM = Gebärmutter

GV = Geschlechtsverkehr

GVNP = Geschlechtsverkehr nach Plan

Gyn = Gynäkologe

hCG = Abkürzung für humanes Choriongonadotropin-Hormon; es wird in der Plazenta gebildet und ist für den Erhalt der SS zuständig

ICSI = Intrazytoplasmatische Spermieninjektion, Methode der künstlichen Befruchtung (Eine Samenzelle wird direkt in eine Eizelle transferiert, die vorher der Frau entnommen wurde. Entwickelt diese sich nach der Befruchtung positiv, wird sie wieder eingesetzt.)

IVF = In-vitro-Fertilisation, Methode der künstlichen Befruchtung (Die Spermien werden im Reagenzglas mit den Eizellen in Verbindung gebracht, worauf ein

Befruchtungsvorgang stattfinden kann.)

IUI = Intrauterine Insemination, Methode der künstlichen Befruchtung (Der Samen wird zum Zeitpunkt des Eisprungs mittels einer speziellen Spritze in die Gebärmutter injiziert.)

KiWu = Kinderwunsch

KS = Kaiserschnitt

LH = Luteinisierendes Hormon (fördert den Eisprung)

LH-Test = zeigt die fruchtbaren Tage an

MA = Missed Abortion (verpasste/verhaltene Fehlgeburt)

Mens = Menstruation

MS = Mittelschmerz (Schmerz beim Eisprung)

MuMu = Muttermund

MuPa = Mutterpass

NFM = Nackenfaltenmessung

NFP = Natürliche Familienplanung

NMT = Nicht-Mens-Tag

Ovu = Ovulationstest zur Bestimmung der fruchtbaren Tage

PCO = Polyzystisches Ovarialsyndrom

PMS = Prämenstruelles Syndrom

PN = Private Nachricht in einem Forum

PU = Punktion der Eizellen

SB = Schmierblutung

SS = Schwangerschaft

Sectio = Kaiserschnitt

SG = Spermiogramm

SSL = Scheitel-Steiß-Länge

SST = Schwangerschaftstest

SSW = Schwangerschaftswoche

Tempi = Temperaturkurve

UL = Unterleib

ULS = Unterleibsschmerzen

US = Ultraschall

ÜZ = Übungszyklus

VL = Verdunstungslinie beim Schwangerschaftstest

WW = Wochenwechsel in der Schwangerschaft

ZH = Zyklushälfte

ZK = Zyklus/Zykluskurve

ZS = Zervixschleim

ZT = Zyklustag

DANKSAGUNG

Ich danke meiner Familie für die Unterstützung, um dieses Buch überhaupt schreiben zu können. Danke für die Geduld und die vielen Stunden, in denen ihr mir den Rücken freigehalten habt.

Dr. Küppers danke ich für seine stets einfühlsame Betreuung und für die Überprüfung einiger medizinischer Passagen in diesem Buch.

Außerdem ein dickes Danke an alle Ärzte, Schwestern, Pfleger, Sanitäter, Freunde und Nachbarn, die meine Kinderwunschreise begleitet haben oder auch nur kurz meinen Weg kreuzten.

Jeder Einzelne hat mir auf seine Weise geholfen, mir Mut zugesprochen, zugehört, meine Hand gehalten, mich aufgefangen, Verständnis gezeigt, sich um mich gekümmert oder Unmögliches möglich gemacht.

Eden Books
Ein Verlag der Edel Verlagsgruppe
Copyright © 2022 Edel Verlagsgruppe GmbH, Neumühlen 17, 22763 Hamburg
www.edenbooks.de
1. Auflage 2022

Einige der Personen im Text sind aus Gründen des Persönlichkeitsschutzes
anonymisiert.

Vermittlung: Stephan Strauss, 31Media GmbH
Lektorat: Iris Rinser
Korrektorat: Rotkel. Die Textwerkstatt
Layout und Satz: Datagrafix GSP GmbH, Berlin | www.datagrafix.com
Druck und Bindung: GGP Media GmbH, Pößneck
ISBN 978-3-95910-384-8

Printed in Germany

Eden Books unterstützt bei der Produktion dieses Buches das Projekt »Junge
Riesen für die nächsten 100 Jahre«. Damit wird ein Anteil der unvermeidbaren
CO_2-Emissionen im direkten Umfeld des Produktionsstandortes kompensiert.

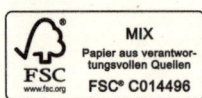